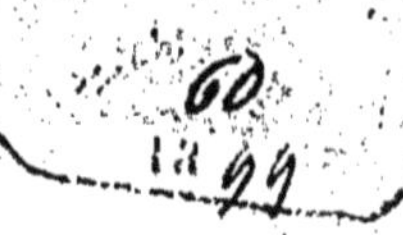

SOCIÉTÉ DE SECOURS

AUX

BLESSÉS MILITAIRES

DES

ARMÉES DE TERRE ET DE MER

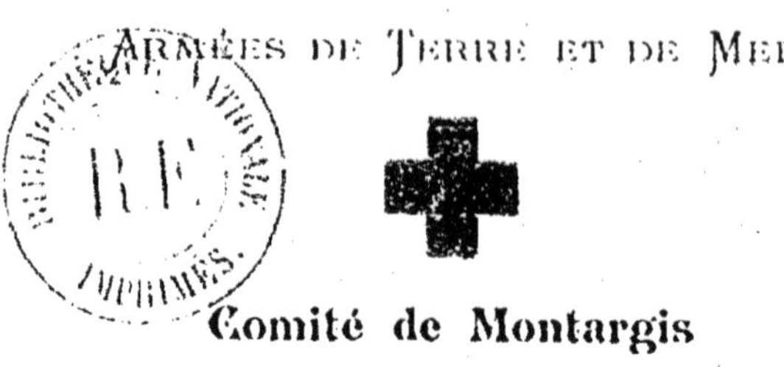

Comité de Montargis

Les Premiers Soins

à donner aux Blessés

CONFÉRENCES

PAR M. LE DOCTEUR P. SALÉTES

Médecin-Major de 1re classe au 89e de Ligne

MONTARGIS

IMPRIMERIE ERNEST LAURENT

1899

COMITÉ DE SECOURS AUX BLESSÉS DES ARMÉES DE TERRE ET DE MER

Présidence de M. le Comte DE CEPOY

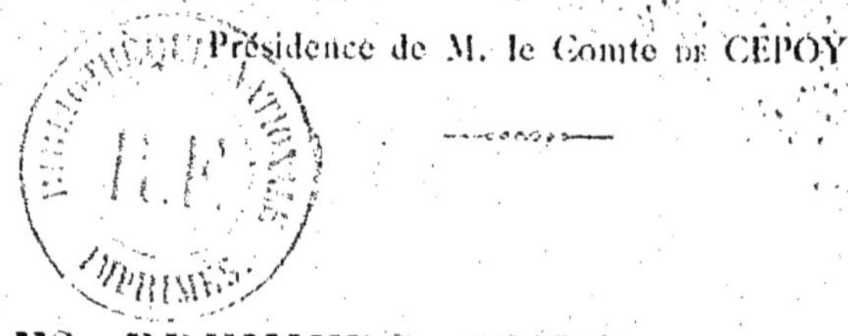

LES PREMIERS SOINS
A DONNER AUX BLESSÉS

CONFÉRENCES PRATIQUES

Par M. le Docteur F. SALÈTES

Médecin-Major de 1re classe au 89e de Ligne

MONTARGIS

IMPRIMERIE ERNEST LAURENT

1899

PREMIÈRE CONFÉRENCE
Du 10 Novembre 1898

MESDAMES, MESSIEURS,

Nous nous sommes réunis (1), sur l'opportune initiative de M. le Président du Comité de Montargis, — dont le dévouement à votre œuvre patriotique est sans limite, tout comme votre zèle et votre bonne volonté sont sans mesures, — pour examiner ensemble, d'une manière pratique, les divers objets du service de santé destinés à secourir nos blessés ; pour donner un peu plus de précision aux notions connues de vous tous destinées à utiliser le mieux possible ce matériel assez compliqué, et fournir aux malheureuses victimes de la guerre, les soins les plus judicieux et les plus éclairés.

La guerre, les blessés, les malades, qui de nous n'a envisagé avec une mystérieuse terreur les divers aspects du tableau redoutable que ces mots évoquent pour tous, mais aussi lequel d'entre nous n'a pas apprécié avec tout son sang-froid les hautes responsabilités que la préparation minutieuse et nécessaire d'un événement qui menace sans cesse de surgir plus ou moins brutalement, imposent à tous ?

C'est pour continuer à remplir dans les meilleures conditions cette tâche si grande et si belle, que vous vous êtes imposée volontairement, que vous avez répondu en aussi grand nombre à la voix respectée de votre Président.

Je suis dans la nécessité, Mesdames, de faire appel à votre extrême bienveillance, en vous priant de vouloir bien compter comme l'un des sacrifices patriotiques auxquels vous êtes toutes sans exception, disposées et préparées, l'ennui qui pourra surgir à l'exposé de ces considérations trop souvent techniques et arides, et presque toujours austères.

---

(1). Pour ma part, grâce à l'aimable autorisation de M. le Colonel, commandant d'armes.

Nos réunions, qui pourront être, si vous le voulez bien, au nombre de quatre, comprendront, chacune dans une première partie, un rapide énoncé de notions indispensables à perfectionner, et dans la deuxième, une démonstration pratique.

J'énumère rapidement leur programme.

PREMIÈRE RÉUNION

Organisation et fonctionnement du service de santé en campagne ; — dispositions générales ; — direction du service de santé ; — fonctionnement du service de l'avant ; — fonctionnement du service de l'arrière ; — exécution du service dans les formations sanitaires ; — approvisionnement ; — remplacements ; — sociétés d'assistance aux blessés.

Démonstration pratique de matériel

Pansement individuel ; — son application ; — matériel du service de santé d'un bataillon.

DEUXIÈME RÉUNION

Quelques notions sur l'hygiène hospitalière ; — l'asepsie et l'antisepsie chirurgicales ; — la petite chirurgie ; — la thermométrie ; — le traitement hydrique.

Démonstration pratique

Secours à donner aux blessés ; — cas de syncope, de fracture, d'hémorrhagies ; — manœuvres de relèvement de blessés.

TROISIÈME RÉUNION

Quelques notions sur les bandages, sur les brancards, le matériel des hôpitaux et des ambulances, les voitures d'ambulance et auxiliaires ; — transport des blessés avec les voitures d'ambulance et les voitures auxiliaires.

Démonstration pratique

Manœuvres de transport de blessés, à bras, avec le brancard.

QUATRIÈME RÉUNION

Quelques notions sur les bâts, les cacolets, les brancards roulants, les trains permanents et improvisés, les appareils à suspension; — la prophylaxie des maladies contagieuses; — les serums; — la vaccination.

Démonstration théorique *(à cause du manque de matériel)*

Transport à dos de mulet, avec le brancard roulant, à l'aide des trains permanents et improvisés; — transport des blessés par canaux et rivières canalisées.

Le service de santé en campagne a pour objet la prévision, la préparation et l'exécution des mesures d'hygiène destinées à assurer le bon état de santé des troupes; le traitement sur place des malades et des blessés, légèrement atteints, et celui des malades et blessés intransportables; l'évacuation rapide vers l'arrière de tous les autres malades et blessés; le réapprovisionnement de matériel.

Vous savez qu'anciennement, le service de santé n'était chargé que du traitement des blessés ou malades.

Le service de santé, en campagne, se divise en service de *l'avant* — toutes les formations sanitaires qui marchent avec le corps d'armée;

De *l'arrière* — toutes les formations sanitaires qui ne marchent pas avec le corps d'armée.

I. — Le *service de l'avant* se subdivise en :

a) Service régimentaire : — premiers soins en station, en marche, au combat.

b) Les *ambulances* — qui reçoivent les blessés relevés sur le champ de bataille, leur donnent les soins nécessaires pour permettre leur évacuation.

Il y en a quatre par corps d'armée.

c) Les *hôpitaux de campagne* qui renforcent et relèvent les ambulances, et traitent sur place les malades intransportables.

II. — Les formations sanitaires de l'arrière constituent deux groupes destinés, le premier à l'*hospitalisation* sur place : le deuxième, à l'*évacuation* et au *réapprovisionnement* en matériel.

Le premier groupe comprend :

1° Les *hôpitaux de campagne* temporairement immobilisés dans la zône de l'arrière pour le traitement sur place des intransportables;

2° Les *hôpitaux de campagne pour contagieux;*

3° Les *hôpitaux* et *hospices permanents* des pays occupés, utilisés suivant les besoins;

4° Les *hôpitaux auxiliaires* créés par l'initiative patriotique des Sociétés d'assistance. C'est ainsi qu'à Montargis, votre Comité organise, avec ses propres ressources, un hôpital dont les locaux, parfailement adaptés à ce rôle, ont été choisis au mieux des règles de l'hygiène, par votre défunt et toujours regretté Président, M. Fernand de la Maisonneuve, l'homme supérieur pour lequel toute bonne œuvre, si absorbante qu'elle fût, n'était qu'un fardeau léger, au gré de son esprit de sacrifice. Le matériel pour quinze lits a été acheté (je ne crois pas être indiscret en le disant publiquement). Il est prêt et emmagasiné dans les conditions les plus avantageuses, et qui font le plus grand honneur aux personnes éminentes et désintéressées qui suivent, comme sans effort, les admirables et généreuses traditions de leurs prédécesseurs.

L'œuvre n'est cependant pas encore terminée, car c'est à vingt qu'il est nécessaire de porter l'effectif total des lits complètement organisés.

Il est hors de doute que la Ville de Montargis et notre région, si promptes à se laisser toucher par toutes les grandes idées de la solidarité et de la charité chrétienne, et qui ont déjà montré, dans la funeste époque de 1870 et 1871, quelle était l'ardeur de leur dévouement aux blessés, ne laisseront pas incomplète l'organisation de votre hôpital auxiliaire. Elles vous fourniront les ressources nécessaires à l'achat des cinq lits et du linge qu'il faut encore se procurer.

Le deuxième groupe comprend :

1° Les *hôpitaux d'évacuation*, à la tête d'étapes de route, destinés à recevoir, trier, classer et soigner les blessés de l'*avant* jusqu'à leur évacuation ;

2° Les *infirmeries de gare* ;

3° Les *transports d'évacuation* sur *voies ferrées, voies de terre* et *voies d'eau* ;

4° Les *stations-magasins*.

Éventuellement, on établit des *dépôts de convalescents* et *d'éclopés*, pour les hommes en imminence de guérison assurée, ou n'ayant besoin que d'un repos de courte durée.

Vous n'ignorez pas, Mesdames, que le personnel qui concourt à l'exécution du service se compose de médecins du cadre actif, de réserve, de l'armée territoriale, de pharmaciens, d'officiers d'administration, d'infirmiers dont l'humble dévouement en toute circonstance a toujours été à louer, et dont le dangereux service est trop souvent sans gloire et même sans équitable notoriété. Ils se divisent en infirmiers régimentaires et d'ambulance. Des brancardiers, subdivisés comme les infirmiers ; — un détachement du train des équipages, font enfin partie du personnel.

Les ministres des différents cultes font également partie de notre service en campagne, ainsi que des sœurs hospitalières dans certaines circonstances spéciales.

Tout le personnel et le matériel du service de santé, porte le brassard international de la Convention de Genève qui confère la neutralité.

La direction du service est confiée aux médecins, inspecteurs, principaux ou majors.

Les détachements du train affectés aux ambulances et hôpitaux de campagne sont commandés et administrés par un officier ou sous-officier du train et placés sous l'autorité supérieure du médecin-chef.

I. — Avant

Le fonctionnement du service de l'avant exige la *liaison constante des trois échelons* du service régimentaire, des ambulances et des hôpitaux de campagne, et Dieu sait quelle est la difficulté de maintenir ce contact, au milieu des accidents si variés des terrains, et à travers les nombreuses péripéties de la lutte !

Le *service régimentaire* installe le *poste de secours* à l'aide du matériel que nous allons passer en revue tout à l'heure. Il relève, avec ses infirmiers et ses brancardiers, les blessés de la ligne du feu et leur donne un premier pansement.

Les *ambulances* doivent être constamment disponibles et prêtes à marcher d'où leur nom ; elles accompagnent toujours les unités de commandement qu'elles desservent. Pendant le combat, elles sont placées à hauteur des réserves de la division, abritées du feu autant que possible ; l'emplacement est indiqué de jour par les fanions de Genève et national et la nuit par deux lanternes, l'une à verre rouge et l'autre à verre blanc.

L'ambulance peut être établie dans des constructions existantes. Les brancardiers d'ambulance reçoivent des mains des brancardiers régimentaires les blessés qui sont alors classés en trois catégories : pansés ; à panser ; à opérer.

Après le combat, l'ambulance organise, le plus vite possible, les deux convois d'évacuation : 1º de blessés légers ; 2º de blessés plus sérieux devant être *transportés* assis ou couchés sous la conduite d'un médecin.

Les *hôpitaux de campagne* font partie intégrante du corps d'armée ; ils s'établissent pendant le combat, à proximité des ambulances, et peuvent recevoir directement des blessés des postes de secours. En principe, on les installe plus particulièrement dans les bourgs, villages ou fermes importantes bien situées au point de vue de l'hygiène. Mêmes signes extérieurs que pour les ambulances.

II. — Arrière

Ce service a pour objet le traitement sur place de blessés intransportables. Quand l'armée a poursuivi sa marche en avant, les hôpitaux de campagne continuent à fonctionner jusqu'à leur relèvement ou évacuation complète de leurs blessés.

Les *hôpitaux à destination spéciale* reçoivent les hommes atteints d'affections épidémiques ou contagieuses, en dehors des grandes lignes de ravitaillement. Ils sont installés de préférence dans des abris légers, susceptibles d'être complètement détruits par le feu, quand ils cessent d'être utilisés. Ils sont pourvus d'appareils de désinfection et signalés par un pavillon jaune.

Dans les *hôpitaux d'évacuation*, un par tête d'étape de guerre ou de route, on traite, restaure et évacue les malades sur l'intérieur. Le service y comporte : 1° des salles d'attente pour les malades ou blessés pendant la formation des trains d'évacuation ; 2° des salles pour recevoir provisoirement les hommes qui ont besoin d'un traitement hospitalier ; 3° des locaux d'isolement pour les affections contagieuses.

Transport par voies ferrées. — Nous les énumérons rapidement : 1° trains sanitaires permanents ; 2° trains sanitaires improvisés ; 3° trains ordinaires de voyageurs. Les voitures employées doivent toujours être couvertes. À chaque train sanitaire sont affectés un ou plusieurs médecins, un pharmacien, un officier ou élève d'Administration et les infirmiers nécessaires.

Dans les grandes évacuations sur mer, qui ont eu lieu après les expéditions du Tonkin, du Dahomey et de Madagascar, à chaque bateau était attaché un aumônier. Nul, parmi ceux qui ont été rapatriés ne peut ignorer combien cette présence seule donnait de consolation et de réconfort à tous ces malheureux enfants dont beaucoup ne devaient plus voir la France.

Comme pour les saintes filles qui ont prodigué tous les jours dans les ambulances du Boéni, en terre malgache, leurs soins si dévoués aux trop nombreux malades du corps expéditionnaire, comme pour nos infirmiers militaires, si humbles et si attachés à leur dangereux service, la tâche des aumôniers, pendant la campagne de 1895, a été des plus laborieuses, au point de vue des souffrances physiques, mais non sans consolations. Mais combien grand aussi le tribut payé à la mort ! Tous les habitants de Majunga, en décembre 1895, garderont devant les yeux le spectacle patriotique de cet excellent Père V..... que les fatigues d'un âge déjà avancé, n'avaient pu retenir dans sa ville natale. Il se prodiguait à tous, célébrant le dimanche, une messe solennelle avec sermon très goûté, dans la charmante chapelle de la Ville, due à l'énergique initiative d'un de nos meilleurs amis,—plein de vie et d'ardeur, et succombait le mercredi, en quelques minutes, aux atteintes d'un accès pernicieux. La garnison de Majunga tout entière accompagnait son convoi.

Il en a été de même de ces nobles religieuses hospitalières, dont j'ai revu dans notre très bon hôpital mixte de Montargis, restauré de fond en comble, grâce à la patriotique sollicitude pour l'armée et pour les pauvres, des magistrats municipaux et des administrateurs de cette cité, dont j'ai revu dis-je, avec tant de joie reconnaissante, la simple robe, si appréciée de nos courageux et modestes petits soldats. A l'hôpital d'évacuation d'Ankaboka, dans ce site unique ou la végétation luxuriante de l'Asie touchait presque à l'aridité spéciale des sables sahariens, malgré les défectuosités d'une installation rudimentaire, celle du soldat en campagne, — dans une case trop souvent visitée par les crues du fleuve Betziboka, quand elle n'était pas ravagée par les pluies tropicales, descendues des pentes toujours menaçantes de la forêt vierge, nos six excellentes sœurs ont fait des prodiges. Elles remplissaient tout simplement leur rôle, disaient-elles. Non ; ces femmes, sur 1.100 malades hospitalisés à un certain moment, avaient 1.100 enfants, et à chacun de ces enfants, elles apportaient la consolation et la tendresse infinie des malheureuses mères de France, demeurées par nécessité aux rivages lointains de la Patrie.

Mais, continuons à énumérer les formations sanitaires de l'arrière.

Les *infirmeries de gare* destinées à pourvoir à la nourriture des malades ou blessés traversant les gares dans les trains d'évacuation, donner des soins urgents sur place à ceux dont l'état s'est aggravé pendant le voyage.

Le service y est assuré en général par le personnel de votre société.

Les *convois sur route* sont organisés à l'aide des voitures suspendues disponibles, ou non suspendues dont nous étudierons plus tard l'aménagement spécial. Il existe, aux gîtes d'étapes de route, des infirmeries analogues à celles des gares.

Transport par eau. — Il est très avantageux pour les blessés qui subissent moins de fatigue. Il comprend : des transports hôpitaux du type *Shamrok* de la marine de l'État trop rarement utilisés, pour des raisons budgétaires, qui ont rendu les meilleurs services même comme hôpitaux fixes au Dahomey et en rade de Majunga ;

Les *navires de commerce*, paquebots affrétés subissant une installation qui devient satisfaisante quand ce bateau n'est pas encombré ;

Les *bateaux à vapeur* ou les *remorqueurs* de la navigation *fluviale* ;

Les *bateaux plats à halage* sur les canaux et rivières canalisées.

Dans ces convois, le service est organisé comme dans un train sanitaire.

Au sujet de l'exécution du service dans les formations sanitaires, nous nous bornerons à mentionner les dispositions concernant les admissions, les entrants, le billet d'hôpital, les effets et armes des entrants, les visites médicales, le régime alimentaire, la préparation des aliments, la répartition des locaux, l'installation dans les cantonnements, la disposition des tentes et baraques mobiles, des cuisines et locaux annexes, la sauvegarde des eaux potables, les sorties par guérison, par évacuation, les décès, les inhumations ; l'étude de toutes les parties de ce fonctionnement nous entraînerait trop loin de notre sujet.

Les approvisionnements du matériel de campagne des échelons de l'avant et de l'arrière sont groupés par unités et sous-unités collectives.

Il est constitué des réserves de matériel : 1° à l'ambulance du quartier général ; 2° à l'hôpital d'évacuation ; 3° à la station-magasin.

La première réserve remplace le matériel du service régimentaire, et les deux autres le matériel des autres formations.

Sociétés d'assistance aux blessés et malades des armées de terre et de mer

Elles prêtent le concours le plus précieux et le plus désintéressé, en temps de guerre, au service de santé, et font parvenir aux malades et blessés les dons qu'elles centralisent et qui proviennent de la générosité publique. Ces sociétés se font un devoir d'appliquer, dans leur organisation et leur gestion, toutes les prescriptions du règlement sur le service de santé, pour le traitement des malades, leur alimentation, et le fonctionnement du service.

Il ne m'est pas possible d'insister ici sur la grandeur d'un pareil rôle.

La tâche, en cas de guerre, serait écrasante pour les Comités de direction ; mais nous savons, tous, dans le service de santé et dans toute l'armée (et il m'est tout particulièrement agréable de pouvoir l'affirmer hautement aujourd'hui) que le patriotisme de ces Comités, de ces Sociétés se montrerait néanmoins à la hauteur des circonstances. La chose est surtout certaine pour le Comité de la Société de secours aux blessés, de Montargis. La puissance et la fertilité de ses travaux sont de précieux garants pour l'avenir.

Mais, si nous laissons de côté la vision, l'obsession, hélas ! des grandes luttes européennes, pour nous reporter aux misères moins retentissantes, mais très importantes également, des campagnes coloniales, nous serons obligés de reconnaître encore, et très ouvertement, quelle est l'immensité de la reconnaissance que nous vous devons tout spécialement, Mesdames

Tous les officiers, tous les hommes de troupe que leur service ou leur volonté a entraîné un jour vers nos lointaines colonies, ont gardé le souvenir des joies infinies occasionnées par l'arrivée des dons des nombreux Comités de la Mère-Patrie.

Ces dons, sous les mille formes de l'ingéniosité féminine, nous faisaient évoquer, dans ce Tonkin si éloigné, aux frontières du Laos, le spectacle touchant de ces mères, de ces sœurs, de ces épouses s'intéressant à l'envi à satisfaire tous les besoins très souvent considérables des vaillants et aventureux défenseurs du drapeau et de la civilisation française dans chacune de ces patries lointaines. On les voyait, ces nobles femmes, autour de la table de travail, à la clarté de la lampe familiale, créant, organisant, améliorant les envois. Et sans cesse, avec le don matériel, une pensée, un mot, un rien qui faisait que ce lien mystérieux qui unit toujours la mère à son fils, même quand il est devenu homme fait, qui unit toujours et sans discontinuité, — vous l'avez voulu, Mesdames, le soldat si humble qu'il soit, à vos Comités si grands et si maternels, - apparaissait aux yeux du moins observateur et en rehaussait la valeur.

Et c'étaient des voix de France, de bien douces voix, les vôtres, Mesdames, que nous entendions, et qui nous disaient : « Fils de la terre française, vous n'êtes pas seuls ! Soldats, chers enfants ! d'ici on veille sur vous ! » — Et vous aussi, Messieurs, dont le labeur est également très considérable, vous aviez une égale part à la reconnaissance naïve de ces cœurs généreux.

A Madagascar, de véritables montagnes de dons ont été expédiées ; si nombreuses même et tellement au-delà des prévisions que les abris ont été longtemps insuffisants à Majunga. Quelle joie chez nos pâles malades d'Ankaboka et de Mévarana, auxquels nous faisions distribuer journellement, pendant plusieurs mois, les nombreux et charmants objets venus de France.

Quelle touchante reconnaissance de la part de ces 200 légionnaires, — déchet toujours fier, brave, et redoutable, d'une admirable et redoutable troupe de 838 hommes, tous superbes et vigoureux, lors de leur embarquement au port d'Oran. - alors qu'ils recevaient chacun deux ou trois objets et souvent plus, sans oublier la pipe, que nous n'aimions guère pour notre part, entre les lèvres d'anémiques fébricitants, ni chez d'autres, — (veuillez excuser cet esprit tyrannique,) – mais qui là-bas, si loin, si loin, réussissait à se faire tolérer.

Et à Suez, à bord du « *Massilia* » comme à bord de tous les autres transports de retour, quelle douceur pour tous ces pauvres rapatriés que la visite de madame la Présidente du Comité, escortée de plusieurs autres dames ou religieuses. Elles apportaient encore et de rechef, avec les consolations si aimables de la présence de la femme, les vêtements chauds, les bons tricots de laine, les lourdes chaussettes qui vont aider le jeune soldat anémié par la fièvre, à supporter avec patience les rigueurs de l'hiver européen

Si la satisfaction de faire le bien est, comme je le pense, un des plus grands bonheurs de l'homme de cœur en ce monde, vous méritez toutes d'être toujours heureuses ici-bas, Mesdames. Et vous aussi, Messieurs, car votre fonction volontairement acceptée, celle de votre patriotique Société tout entière, est de faire le bien, quoiqu'il arrive, pour le plus grand avantage de nos courageux et reconnaisssants petits soldats, - (but admirable de votre œuvre !) – et pour celui de notre chère France, qui, malgré l'amertume du moment présent, demeurera toujours glorieuse, tant que, - grâce à Dieu et à des qualités réelles qu'il ne faudrait pourtant pas trop dénigrer, -- cette vieille terre donnera le jour à des vaillants, comme nos soldats, comme les Marchand et les Baratier, et à des femmes telles que vous, Mesdames, et les mères vénérées de ces héros.

Démonstration pratique

PANSEMENT INDIVIDUEL, SON APPLICATION
MATÉRIEL DU SERVICE DE SANTÉ D'UN BATAILLON

DEUXIÈME CONFÉRENCE

Du 21 Décembre 1898

MESDAMES, MESSIEURS,

Le mardi 29 novembre dernier, votre Société honorait, dans la très artistique et merveilleuse église paroissiale de Montargis, d'une manière réellement mémorable et grandiose, le souvenir de tous les officiers, sous-officiers, soldats et marins morts pour la France.

Ce jour-là, une voix aussi éloquente qu'inspirée, indiquait en un langage magnifique qui demeurera toujours dans la mémoire et le cœur de tous ceux qui ont eu le bonheur de l'entendre, le rôle patriotique du *soldat*, et les multiples devoirs de vos généreuses Sociétés.

Des cérémonies de ce genre, Mesdames, ne peuvent que faire resserrer encore plus étroitement les liens de l'éternelle reconnaissance que nous vous devons *tous*. Immortaliser la mémoire de ceux qui sont tombés définitivement au champ d'honneur, est une action aussi méritoire que celle de consacrer son temps aux soins à donner aux soldats qui sont frappés sur le terrain de la bataille.

Ces cérémonies aussi, en réveillant des souvenirs parfois cruels pour le plus grand nombre d'entre nous, car presque tous, nous avons perdu l'un des nôtres dans nos guerres, ont pour résultat de fortifier ces souvenirs, en les exaltant, en les glorifiant, en leur enlevant, si je puis m'exprimer ainsi, la plus grande part de leur caractère d'humanité, pour en faire quelque chose de surhumain comme la Patrie.

A nous tous, enfin, elles servent de précieux encouragement, et nous engagent une fois de plus à nous préparer à remplir dignement le rôle auquel nous nous destinons, désir légitime et estimable qui nous fait nous assembler de nouveau aujourd'hui pour passer ensemblé en revue la suite du programme tracé dans la précédente réunion.

Nous examinerons donc, ce soir, l'hygiène hospitalière, l'asepsie et l'antisepsie chirurgicales, et les diverses pratiques qui touchent de près ou sont liées directement à ces formes de secours aux blessés.

HYGIÈNE HOSPITALIÈRE

L'hôpital est l'habitation de l'homme malade. Cette habitation doit donc être encore plus hygiénique que celle de l'homme sain, puisque le blessé et le malade sont dans un état physiologique des plus précaires.

Les conditions de bonne hygiène d'un hôpital sont : terrain vaste, salubre, sec, bien exposé et bien accessible à l'air et à la lumière ; pavillons espacés, à rez-de-chaussée unique, pouvant abriter au plus 30 malades.

Un hôpital doit se composer :

a) De pavillons de malades, — les 3/4 destinés au Service de médecine, et l'autre quart au Service de chirurgie ;

b) D'un pavillon pour l'admission des malades, avec vestiaire, et une douche par aspersion, toujours prête et pouvant se chauffer instantanément au gaz ;

c) Des locaux pour les services généraux, cuisine, buanderie, pharmacie, groupés dans ce même bâtiment ;

d) D'une salle d'opération éloignée des bâtiments affectés aux malades, largement éclairée par des jours plongeant d'en haut mais avec des baies verticales ;

e) D'un logement pour le concierge ;

f) D'un bâtiment pour les bureaux et le logement des employés ;

g) D'un pavillon de désinfection;

Nous avons, à Montargis, une étuve à désinfection par la vapeur sous pression, pour toute la garnison. Elle est prêtée, quand cela est nécessaire, aux services civils, et serait de même utilisée par votre hôpital annexe, quand le besoin s'en ferait sentir ;

h) D'une salle des morts.

Une des bonnes conditions d'hygiène d'un hôpital est l'éclairage à l'électricité, la cuisine à la vapeur, et la bonne installation du service de la buanderie et des bains. Il y a également avantage à avoir pour les pavillons des murailles de 0^m 60, si elles sont en calcaire, et de 0^m 35 au moins si elles sont en briques. Le parquet doit être étanche et imperméable. Pas de tapis, ni de descente de lit, ni de linoléum, demandent les hygiénistes ; ces objets offrent des abris trop faciles aux poussières. Le grès cérame seul ou la mosaïque.

Les fenêtres doivent avoir une surface égale au 1/6 de celle du parquet et ouvrir très haut.

Pour la toiture, on emploiera des matériaux épais et mauvais conducteurs de la chaleur, tuiles, bois, ciment, etc.

Le nettoyage des parquets doit toujours se faire à sec, avec des torchons humides.

Les salles de bains, comme les autres locaux où l'eau est employée, doivent être revêtus de carreaux émaillés jusqu'à une hauteur de 1 m 50.

Le mobilier doit être construit de manière à pouvoir être nettoyé et désinfecté complètement ; les lits et sommiers seront tout en fer (comme par exemple le sommier Herbet), de même pour les tables de nuit, avec tablettes de verre ou de porcelaine ; tel est le matériel que nous avons dans nos salles militaires, et que nous devons à la sollicitude éclairée de la Commission administrative.

Les crachoirs ne devront jamais être garnis de poudres, mais affecter la forme de vases contenant un liquide antiseptique. On trouve des crachoirs de cette espèce en Chine, au Japon et au Tonkin, et c'est autant à l'habitude de mastiquer le bétel *mélangé de chaux*, et de rejeter les liquides de la bouche ainsi désinfectée dans ces crachoirs (qu'on voit dans toutes les maisons), qu'à l'usage d'habiter des constructions très facilement perméables à l'air, que l'on doit la remarquable innocuité de ces Orientaux pour la tuberculose. Et l'on sait que la tuberculose ravage nos populations de l'Europe.

Le chauffage doit être central, le meilleur est le chauffage à la vapeur. La température ne doit pas descendre au-dessous de + 12°

La ventilation, tout en étant latérale, doit être assurée par des moyens très simples, jalousies, vitres perforées, surtoits, portes-fenêtres.

Les malades doivent être couverts deux fois par jour, et abrités par des paravents pendant qu'on établit un courant d'air dans les salles pendant dix minutes. On choisit de préférence l'heure du réveil et l'après-midi. Dans le jour, par beau temps, si on laisse les fenêtres ouvertes, ce ne sera que d'un côté seulement, et du côté opposé au vent.

Un bain de pieds est donné à tous les malades entrants. Ceux qui peuvent se lever sont conduits tous les matins aux lavabos. Les autres reçoivent, avant la visite médicale, des cuvettes, de l'eau tiède et du savon.

Des bains généraux entretiennent fréquemment la propreté du corps.

Les malades atteints d'affections contagieuses ne sont rendus à la vie commune qu'après avoir pris un ou plusieurs bains antiseptiques, les cheveux étant coupés ras et frictionnés à la brosse et au savon, puis lotionnés à l'alcool ou à l'eau boriquée.

Les effets des malades et les objets de literie sont désinfectés, soit à l'aide des vapeurs de soufre, soit avec l'appareil Géneste et Hirscher à vapeur sous pression.

L'eau doit être l'objet d'une surveillance constante, et dans les villes où elle est suspecte, elle doit être filtrée à l'aide de bougies Chamberland, fréquemment passées à l'étuve. Il n'y a rien à dire au sujet de la qualité de l'eau de Montargis, en dehors d'une quantité assez sensible de résidus terreux. Il serait à désirer que ces dépôts qui nous empêchent seuls d'avoir une eau excellente au goût et à la vue, puissent être facilement supprimés ; ils sont, il faut le dire, absolument inoffensifs au point de vue de l'hygiène et de la santé.

Ces conditions rigoureusement mises à exécution donneraient, à nos salles de malades, un aspect tant soit peu maussade, si elles n'étaient pas, tout comme nos ambulances en temps de guerre, embellies, et je le dirai, comme illuminées par l'incessant, silencieux et actif va-et-vient des blanches cornettes de nos sœurs hospitalières, ou des grossiers tabliers de nos grandes dames si dévouées, de nos vaillantes bourgeoises, devenues d'humbles ambulancières. Leur présence, tous les malades le savent, fait plus pour la guérison, que les riches tentures et les installations les plus luxueuses.

Asepsie et antisepsie chirurgicale

Nous devons chercher à mettre nos blessés dans un milieu non contaminé en contact avec des objets *propres* ou *stériles*. C'est ce qu'on obtient par l'*asepsie* qui veut dire absence de germes septiques. L'asepsie s'occupe des mesures propres à rendre la personne des médecins et chirurgiens, et surtout leurs mains, celles des aides, les instruments et les objets de pansements *stériles*, c'est-à-dire, encore exempts de micro-organismes infectants.

L'*antisepsie* proprement dite, s'occupe plus particulièrement des procédés de désinfection applicables aux plaies déjà infectées ou susceptibles de s'infecter.

Dans ces deux méthodes, on met en usage des agents antiseptiques, physiques ou chimiques, qui détruisent sur place ou *stérilisent* les germes infectants.

En temps normal, il faut, pour assurer d'une manière efficace l'asepsie et l'antisepsie de la salle d'opérations et de pansement, l'entretenir dans un état de propreté irréprochable, en lavant le parquet avec les solutions antiseptiques, et les murs peints à l'huile ou au vernis avec la solution de sublimé au 1/1,000° ; sa température doit varier de 18° à 25°.

Le mobilier se compose : d'une table d'opérations avec matelas en cuir; — de tables grandes et moyennes pour appareils et objets de pansement; — d'armoires; — d'un poêle avec une grande bassine pour faire bouillir l'eau dans laquelle doivent tremper les instruments d'acier; — d'un thermomètre; — d'une fontaine à eau chaude et une fontaine à eau froide; — d'un panier en zinc galvanisé pour recevoir les savonnettes et les brosses à savon, et d'un support pour sécher les serviettes de toilette; — de cuvettes en porcelaine pour les solutions antiseptiques; — des boîtes en fer blanc fermant à touret pour recevoir les objets de pansement secs; — des bassins carrés et plats en porcelaine pour bains antiseptiques d'instruments de chirurgie; — d'une lampe à alcool pour flamber les instruments; — de flacons en verre blanc pour recevoir les solutions antiseptiques préparées d'avance, avec bande circulaire en papier rouge-orange, et grosse étiquette de même couleur portant l'étiquette POISON; — d'un irrigateur à robinet et caoutchouc pour le lavage des plaies; — de seaux en zinc ou fer battu pour l'eau propre, en émail pour les liquides chirurgicaux; — d'une caisse cylindrique en tôle galvanisée avec couvercle pour le transport du linge sale; — enfin d'une lampe à gaz avec réflecteur pour les opérations de nuit et d'un appareil électrique toujours prêt à fonctionner.

Objets de pansement servant à protéger les plaies. — Nous employons : 1° le coton hydrophile; — 2° le coton cardé supérieur pour pansement; — 3° le coton cardé ordinaire pour rembourrage; — 4° l'ouate de tourbe; — 5° l'étoupe purifiée; — 6° la charpie.

Le linge à pansement, bandes, compresses en toile de fil ou de coton, ou en gaze avec ou sans apprêts; les fils à ligature, argent, crin de Florence, de soie, de catgut, etc.

Agents antiseptiques. — *Liquides.* — Nous employons surtout : la solution de sublimé au 1,000, colorée en bleu; — la solution phéniquée faible 2 pour 100, ou forte 5 pour 100, colorée en violet; — la solution boriquée à 4 pour 100, incolore; — la solution de chlorure de zinc à 10 pour 100, jaune. — *Pulvérulents.* — Ce sont : l'iodoforme; le salol; le bismuth; le tanin; le charbon; le camphre; l'oxyde de zinc; l'acide borique; la poudre de quinquina, etc.

Ce rapide examen du local destiné à renfermer le blessé et des objets qui sont nécessaires pour ses pansements, nous a fait voir que la simplicité du mobilier et l'extrême propreté des habitations étaient les facteurs les plus nécessaires pour la prompte réussite du traitement. La salle d'hôpital, par l'absence de rideaux, de tentures, de tapis, est un peu analogue à la cellule du religieux; elle ne conviendrait peut-être pas à beaucoup de nos petits-maîtres, gâtés par

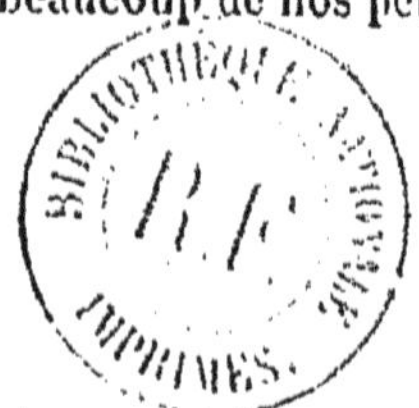

le confort moderne ; et pourtant, tout comme la cellule de l'ana-
chorète, qui laisse vivre si longtemps les religieux à la frugale existence, elle est une des causes les plus puissantes de conservation et
de prolongation de l'existence de nombreux malades atteints dans la
lutte. Et par ces moyens, vous sauvegardez non seulement la vie pour
eux-mêmes, mais encore l'avenir de familles que ces hommes, mira-
culeusement conservés, ne manqueront pas de se créer pour le plus
grand bien de notre pays.

LA PETITE CHIRURGIE

Les personnes, chargées de ces opérations secondaires, ne doivent
pas s'écarter, pour elles-mêmes et pour les malades, des règles de
l'antisepsie chirurgicale.

Nous allons passer rapidement en revue les actes les plus fréquemment répétés en petite chirurgie.

Ils comprennent *l'épilation au rasoir*, instrument qui doit toujours
être conduit obliquement par rapport à la direction des bulbes pi-
leux. *La pose des cataplasmes*, qui doivent être confectionnés avec de
l'eau portée à l'ébullition et boriquée, si on le peut, ce qui est une
garantie d'asepsie, et en consistance de pâte assez molle. Les cataplasmes doivent être toujours recouverts d'un tissu imperméable pour
conserver leur humidité. La pose des *sinapismes*, topiques faits avec de
la farine de moutarde en consistance pâteuse dans de l'eau tiède ; on
ne les laisse que de 10 à 15 minutes. *L'emploi* de la glace, introduite en
petits fragments dans une vessie de porc ou une poche de caoutchouc
pourvue d'un bouchon. La glace peut se conserver longtemps en gros
fragments et enveloppée dans des couvertures de laine, dans une
cave, quand l'eau de fusion peut être évacuée.

Les *gargarismes* et les *collyres* sont connus de tous ; certains liquides, pour gargarismes, ne doivent pas être avalés ; l'emploi du comp-
te-gouttes pour les collyres liquides prévient les accidents.

Les *irrigations* sont variables comme durée, elles sont d'un emploi
fréquent, surtout depuis l'introduction, dans tous les services, du ré-
cipient émaillé, appelé bock-laveur, muni d'un tube de caoutchouc
et qu'on élève assez haut pour donner de la pression.

Les *pulvérisations* se produisent par une projection simultanée
d'air et de liquide, comme dans l'appareil Richardson, à l'aide d'une
soufflerie à double poire de caoutchouc.

La pulvérisation des liquides médicamenteux, au moyen du spray,
est déterminée par un jet de vapeur d'eau sous pression. Les substances les plus employées sont l'acide phénique, l'acide borique, le
sublimé, le thymol, etc. Pour la désinfection des locaux, casernes,
hôpitaux, prisons, abattoirs, etc., on se sert de pulvérisateurs spé-

ciaux d'où l'air comprimé et les liquides sont projetés ensemble par une pompe aspirante et foulante.

Sangsues. — La partie de la peau est lavée avec soin et rasée ; les sangsues sont appliquées dans un petit verre maintenu sur la région. Quand la sangsue, bien que gorgée, ne se détache pas d'elle-même, il faut la saupoudrer légèrement de sel marin, mais ne jamais l'arracher brusquement.

On facilite l'écoulement du sang par des lavages à l'eau tiède, ou des cataplasmes émolients. Si, au contraire, il se produisait une hémorrhagie trop persistante, il suffirait d'appliquer légèrement l'extrémité du doigt sur la piqûre, et de l'y maintenir pendant quelques minutes afin de favoriser la formation d'un caillot.

Ventouses. — Elles sont *sèches* ; un peu de coton enflammé échauffe l'air de la ventouse, qu'on peut appliquer rapidement sur la peau en pressant quelque peu, sans crainte de produire une brûlure. Pour enlever la ventouse, il suffit de déprimer la peau avec le doigt sur un point du pourtour afin d'y faire pénétrer l'air.

Elles sont *scarifiées* quand, sur la surface congestionnée de la peau, on pratique, à l'aide d'un bistouri ou d'un rasoir, quelques incisions très superficielles et parallèles entre elles.

Emplâtres. — Les uns servent simplement de moyen de protection ou de réunion comme le diachylon, d'autres, d'agents. antiseptiques ou de facteurs de révulsion, comme le thapsia et les vésicatoires. Le thapsia provoque une éruption vésiculeuse accompagnée de rougeurs et de démangeaisons intenses.

Le vésicatoire occasionne, après sept ou huit heures, une grosse ampoule pleine de liquide, comme une brûlure. La peau, au point d'application, doit avoir été soigneusement lavée et rasée. Le vésicatoire est recouvert par une compresse pliée en plusieurs doubles, sur laquelle on place une large et épaisse couche de coton cardé ; tout le pansement est maintenu par un bandage approprié. Il ne faut jamais enlever l'épiderme de l'ampoule, mais inciser en un point déclive et recouvrir d'une compresse de gaze enduite de vaseline boriquée, sur laquelle on place encore une couche de coton hydrophile de quatre centimètres d'épaisseur, et dépassant largement les bords du vésicatoire, surtout dans sa partie la plus inférieure.

Je vous ai brièvement parlé de toutes ces petites opérations qu'ambulanciers et ambulancières peuvent être appelés à pratiquer.

Dans l'exercice de ce rôle modeste et pourtant très méritoire, vous avez fait vos premières armes, Mesdames, et vous avez déjà vu couler le sang, et votre cœur s'est apitoyé sur les souffrances de toutes ces créatures que vous désireriez soulager au plus tôt.

Ce que je ne puis faire connaître, ce que je ne puis vanter assez, c'est l'adresse et la douceur de ces mains féminines (1) se livrant à ces innombrables soins, pratiquant ces mille petites opérations, si consolantes pour le blessé qui retrouve ainsi, fatalement, le souvenir de l'être qui l'a mis au monde, qui lui a prodigué si souvent ces mêmes soins et pendant si longtemps, — et qu'il appelle toujours dans les grands dangers comme dans les plus pénibles circonstances. Ma mère ! ce cri sort de la bouche de l'enfant, comme de la bouche du soldat frappé dans le combat. Nous l'entendions encore répéter récemment par un de ces vaillants et robustes mécaniciens des chemins de fer, soldats, eux aussi, et très endurants, d'une noble cause, frappé à Gien sur son champ de bataille, — sa locomotive. — Ma mère ! et ce cri sortait de sa bouche, au moment où ce père de famille, dans la force de l'âge, subissait une cruelle opération, qui, grâce à la prudence et à la science consommée de l'opérateur, rendra cette victime du devoir, en bonne santé, à l'amour de sa femme et de ses enfants.

LA THERMOMÉTRIE

Le *thermomètre* doit être familier à tous, car il sert à apprécier le degré de température des salles de malades, des bains simples ou médicamenteux, et à prendre la température du malade lui-même.

Le thermomètre que nous employons est celui dont l'échelle est divisée en 100 degrés, le zéro correspondant à la température de la glace fondante et le cent à celle de l'eau bouillante.

Le *thermomètre pour salle* est fixé sur une planchette qui porte les divisions ; il doit être cloué sur un mur loin des fenêtres et du poêle.

Le *thermomètre pour les bains* est à alcool et monté sur une plaque de liège qui lui sert de flotteur.

Le *thermomètre médical* proprement dit est simplement constitué par un tube en verre épais, dans lequel se trouve une colonne de mercure restreinte aux degrés extrêmes de température du corps humain, dont la chaleur varie entre 36°5 et 37°5. Au-dessus, il y a fièvre ; au-dessous, hypothermie. Chaque degré est divisé en 10 ou en 5 parties égales, représentant un ou deux dixièmes de degrés.

La température se prend sous l'aisselle du malade essuyée avec une compresse ; la cuvette du thermomètre est placée dans le creux ; le bras doit être fixé contre la poitrine et maintenu immobile pendant 10 minutes au moins ; la lecture est faite avant que le thermomètre soit retiré de la région.

La température s'inscrit journellement ou plusieurs fois par jour,

---

(1) Une infirmière vaut plus que vingt infirmiers, disent les Anglais, et j'ajouterai, pour cette fois, les Anglais ont raison.

sur,une feuille réglée pour cela. Une série de températures réunies par des lignes donne la courbe de la maladie très importante à consulter. Cette feuille de température ne doit pas être laissée à la disposition des malades. Il faut aussi se servir toujours du même instrument pour le même malade.

Le *thermomètre à maxima* contient un index qui s'arrête au moment où la température atteint le point le plus élevé. Ce thermomètre peut être lu sans être fixé au malade ; une brusque secousse imprimée à ce petit instrument remet l'index en contact avec le mercure, et il peut alors servir de nouveau.

LE TRAITEMENT HYDRIQUE

La pratique de ce traitement doit être familière à tous ceux qui approchent les malades. Les procédés employés sont très nombreux et très variés ; ii suffit de connaître les plus usuels.

Lotions. — Sur une partie du corps ou sur tout le corps ; tièdes ou froides.

Pratiquées avec une éponge ou une compresse imbibée d'eau pure ou d'eau vinaigrée, puis enveloppement dans une couverture de laine.

Pour l'*enveloppement* dans le *drap mouillé*, il faut que le drap ait été exprimé. On place une couverture de grosse laine par-dessus le malade.

Bains. — Ils portent les noms de pédiluves, manuluves, bains de siège, suffisamment explicites, ou de bains généraux. Ces derniers sont pris dans une baignoire ou dans les piscines comme dans les établissements hydrothérapiques.

De 15° à 25° le bain est froid ;
De 25° à 30°   —   tempéré ;
De 30° à 33°   —   tiède ;
De 34° à 38°   —   chaud.

Le bain simple est donné avec de l'eau pure. Les bains médicamenteux les plus employés sont : les bains alcalins, d'amidon, aromatiques, mercuriels, savonneux, de sel, sinapisés, de son, sulfureux, de sublimé, etc.

La durée moyenne des bains chauds est d'une demi-heure ; pour les bains froids de 10 minutes au maximum. A la sortie du bain, le malade doit être frictionné de façon à favoriser la réaction.

Douches. — La *douche* est dite en pluie, en lance, en cercle, ascendante, etc. Elle peut être donnée avec de l'eau froide ou de l'eau chaude, ou, alternativement, froide et chaude. L'eau de la douche peut être remplacée par un jet de vapeur, c'est alors la douche de vapeur.

Bains de vapeur et fumigations. — Les *bains de vapeur* sont administrés dans des étuves, chambres bien closes, dans lesquelles on fait arriver de la vapeur jusqu'à température de 45°. La durée du bain est de 25 à 30 minutes. Enveloppement de laine ou lit en sortant du bain.

Dans la *fumigation*, le corps ou une partie séjourne dans un milieu rempli de vapeurs résultant de la combustion de certains principes médicamentaux.

Elles sont sèches, humides, générales ou locales.

Les *fumigations sèches* peuvent arriver à une température de 60°, tandis qu'on ne peut guère dépasser 45° pour les *humides*.

Les *fumigations générales* s'administrent à l'aide d'une boîte en bois bien fermée, dans laquelle le malade est assis, la tête sortant par une ouverture calfatée avec une serviette ou un drap. Elles s'administrent également dans le lit, dont les couvertures sont soulevées à l'aide de cerceaux.

Les *fumigations dans les oreilles*, les *fosses nasales*, se font à l'aide de flacons à deux tubulures ; l'une sert à introduire l'eau et les substances médicamenteuses, l'autre donne passage à un tube qui conduit la vapeur sur la partie malade.

Quand les pavillons de l'hôpital-modèle sont construits conformément aux principes d'hygiène rapidement énumérés aujourd'hui, que le matériel a été choisi en conformité aussi de ces mêmes principes, et que les soins aux blessés sont prodigués avec l'intelligence et le cœur que vous sauriez y mettre toutes, Mesdames, et vous, Messieurs, on a de grandes chances de pouvoir distribuer en France, aux nombreux malades du temps de guerre, le maximum de secours utile d'après les forces humaines, et sauvegarder, dans la mesure la plus large, l'existence précieuse de ces blessés confiés à notre sollicitude.

Malheureusement, trop souvent, on est dans la nécessité d'installer provisoirement, dans des conditions bien différentes, les hôpitaux et ambulances, en campagne d'Europe ou aux colonies. Nous avons tous lu les récits dramatiques des difficultés qui se présentaient pour relever et traiter, sous l'ancienne administration, les malades et blessés pendant les guerres de Crimée, d'Italie et de 1870.

Aux colonies, pendant les expéditions assez fréquentes, les installations sont légères il est vrai ; mais avec de l'industrie et de l'habileté, on arrive à garantir ses malades ; et les matériaux sont si abondants, que, lorsque la main-d'œuvre indigène ne manque pas, on peut encore atteindre des résultats satisfaisants.

C'est ainsi que, pendant la guerre de Madagascar, l'hôpital de campagne n° 1 était élevé à Majunga, au sommet d'une éminence en forme d'éperon dominant la ville d'une part, et la haute mer de l'autre, et admirablement balayée par les brises. Les pavillons étaient des baraques en fibres de coco, de deux types différents, à ras du sol ou légèrement surélevées

L'adduction de l'eau se faisait à l'aide d'un chemin de fer Decauville et de petites citernes Lefèvre.

L'habitation des sœurs hospitalières, ancienne maison de chef howa, au voisinage du rowe, était suffisante, il faut le dire, et d'un aspect extérieur plus agréable que la réalité du logis, à cause de la végétation luxuriante de la terre aux mille fleurs qui entourait cette simple case de raphia.

Le spectacle de ces tentes aux aspects et aux grandeurs si variés, de cette population de malades, d'infirmiers, de passagers, d'indigènes, de coolies, était, certes, des plus pittoresques.

La traversée de l'hôpital ou du camp des auxiliaires noirs, à l'heure du soleil couchant, aurait pu ravir l'œil du peintre ou du poète le plus délicat, si, à côté, le spectacle de la douleur humaine, la plus affligeante, n'était venue assombrir et même annihiler la beauté de ce tableau.

J'ai gardé le souvenir, très net, d'une certaine fin de journée, en août 1895.

Le soleil se couchait précisément ce soir-là en tons rouges des plus éclatants et des plus lugubres sur la baie immense de Bombetoke, au moment où nous traversions le camp des coolies Somalis, Sakalaves, Kabyles, Mozambiques, et autres qui se dressait au bas de la colline, dans le cimetière indou.

Au milieu des manguiers arrondis en boules gigantesques au feuillage sombre, des baobabs difformes simulant d'invraisemblables éléphants à la peau ridée, en présence de ces noirs de tant de nations différentes, on pouvait avoir brusquement l'illusion de la magique apparition du camp des mercenaires si archaïquement reconstitué par Flaubert.

Sous l'impression de ce bizarre et sauvage spectacle, hommes aux peaux noires, aux cheveux crépus, aux silhouettes, les unes d'une gracilité incroyable, les autres, plus robustes ; — couvertures rouges ou bigarrées, séchant aux bords d'édicules de forme indienne ; — ossements et mâchoires énormes d'animaux divers pourrissant au soleil ; — déjections éparses, de toute nature, empuantant l'atmosphère, au milieu des odeurs capiteuses des mimosées et des baobabs ; — sol argileux rouge sang, en rapport avec les couleurs sanglantes du soleil couchant, involontairement s'évoquait, devant les yeux, le souvenir du pittoresque et hétéroclite fourmillement du camp des mercenaires, dans Salammbô, et le remarquable tableau du Salon de 1891, aux Champs-Élysées, qui redonnait tant de vie à cette époque disparue, Et le soleil d'or se couchait, superbe au milieu de toute cette nature si belle et si cruelle, semblant narguer, en se jouant des souffrances accumulées en ce point, les faibles et malheureux humains qui n'ont pas su conserver dans leur cœur, comme armes suprêmes de défense dans les difficultés quotidiennes de l'existence, ou la foi de leur religion, ou celle de la conscience et de l'honnêteté éternelles.

MESDAMES,

Avant de faire opérer devant vous l'exercice pratique des secours d'urgence à donner aux blessés, en cas de syncope, de fracture, et d'hémorrhagie, et la manœuvre de relèvement des blessés, je dois encore ajouter quelques mots au sujet de ces différentes questions, toutes certainement très intéressantes, quand on veut bien les examiner avec le cœur délicat et l'attention scrupuleuse que vous y apportez, Mesdames, mais qui n'en sont pas moins arides et étrangères le plus souvent.

SECOURS D'URGENCE

On comprend facilement que l'intervention de l'ambulancier ou du brancardier auprès du blessé, même si l'enlèvement de ce blessé, du champ de bataille, est retardé par l'intensité des feux de l'ennemi, peut être encore très efficace. En effet, « tel blessé est tombé dans un fossé la « tête en bas », comme le dit notre excellent manuel militaire, « tel « autre est pris sous son cheval ou sous d'autres blessés ; celui-ci a « perdu connaissance par suite de fatigue, de privation d'aliments ou « de perte de sang, celui-là a un membre fracturé, etc.

« Avant tout, le brancardier doit donner à chacun les premiers se« cours que réclame son état : il relèvera ceux signalés ci-dessus, et « leur donnera une meilleure attitude. »

Cas de syncope. — Aspersion et flagellation du visage à l'eau froide ; titillation de la gorge et du nez, avec une barbe de plume, une paille, etc., traction rythmée de la langue par la méthode de Laborde. Et surtout, position horizontale du blessé sur le dos, la tête étant plus basse que le reste du corps.

Faire boire le blessé ; l'eau fraîche est la boisson qui convient le mieux. Boire est la première chose que demande le blessé à ceux qui viennent le secourir.

Cas de fractures. — La position du membre dévié de son axe et formant quelquefois un angle au niveau de la fracture suffit souvent à faire reconnaître cette lésion. La mobilité anormale du membre, accompagnée de craquements osseux, et l'impuissance du blessé à se soulever confirment la fracture.

Fracture de la main et de l'avant-bras. — Soutenir cette partie du corps au moyen d'une cravate, d'un mouchoir, d'une écharpe établie sous ce membre fléchi à angle droit, et fixée par un nœud autour du cou.

Fracture du bras. — Maintenir le membre le long du corps, à l'aide d'une large ceinture, et suspendre l'avant-bras comme on vient de l'indiquer.

Fracture du membre inférieur. — Le membre fracturé est étiré doucement par le pied et appliqué dans toute sa longueur contre l'autre membre qui lui sert de tuteur ; les deux membres sont liés par dessus les vêtements avec l'un des objets suivants : cravate, courroie, ceinture, serviettes, etc.

Cas d'hémorrhagies. — Quand il y a hémorrhagie ou tout au moins perte de sang, l'ambulancier doit toujours appliquer le pansement individuel. Si cette constriction ne suffit pas, il place, à la racine du membre, le *garot* qui se compose d'un lien (bout de corde, ficelle, bande, cravate, etc.), d'une pelote (bouchon ou caillou), d'une plaque de cuir (ou une plaque de ceinturon, ou une planchette), un bâtonnet (couteau, cuillère, branche d'arbre, etc.).

Ou bien le *tourniquet* qui comprend deux baguettes résistantes de 0 m. 20 à 0 m. 25 pour le bras ; 0 m. 35 à 0 m. 40 pour la cuisse, avec encoches aux extrémités, attachées ensemble par un lien. Le tourniquet est apposé dans une direction perpendiculaire au trajet de l'artère, une baguette sur la face antérieure, l'autre sur la face postérieure du membre. On interpose une compresse entre les baguettes et la peau. On peut aussi placer le tourniquet sur les vêtements.

Manœuvres de relèvement des blessés. — *Manière d'aborder un blessé.* — Il faut au moins deux brancardiers pour relever un blessé. Disposer le brancard le long du blessé à un pas de distance, tête à tête. Agir avec douceur, sans précipitation, en évitant les mouvements brusques.

Relèvement par deux brancardiers. — Les brancardiers sont placés un de chaque côté du blessé ; les mains s'entrecroisent à la naissance des membres inférieurs du patient et au-dessous des épaules. « Attention, debout ! » « En avant, marche ! »

Se placer dans le prolongement du brancard, s'écarter légèrement, et s'avancer jusqu'au commandement de « halte, posez ! »

Les brancardiers sont placés du même côté. — Le n° 1 glisse une main sous les épaules du blessé, et l'autre sous les reins. Le n° 2, sous le siège et les jarrets. « Attention, debout ! » « Marche ! » « Posez ! »

Ce procédé est moins facile que le précédent.

Relèvement par trois brancardiers. — Comme dans le procédé pré‑cédent pour les brancardiers n°s 1 et 2, le 3e brancardier se place en face du n° 1, à la tête du blessé. S'il y a fracture des membres, le n° 2 s'occupe exclusivement de prendre, avec précaution, les deux membres inférieurs.

Relèvement par quatre brancardiers. — Les n°s 1 et 2, à droite et à gauche du blessé à la hauteur de la poitrine ; les deux autres également à droite et à gauche, près des membres inférieurs, s'il y a frac‑ture de la tête.

Manœuvre de descente des blessés à cheval. — Au préalable, il faut tenir le cheval très près du mors de filet, et débarrasser le blessé de ses armes.

Un seul brancardier. — Il faut qu'il soit grand, vigoureux et adroit. Il peut descendre le blessé soit en le recevant sur son dos, soit en le prenant dans ses bras, après que, dans le premier comme dans le deuxième cas, le cavalier blessé a passé la jambe non malade par‑dessus l'encolure pour se trouver assis sur son cheval.

Deux brancardiers. — Le n° 1 tient le corps du blessé ; le n° 2 les jambes, toujours après que le cavalier a passé une jambe par‑dessus l'encolure.

Descente par trois brancardiers. — Il faut trois brancardiers chaque fois qu'il y a fracture d'un membre inférieur. Deux tiennent le torse du blessé et le troisième se charge des membres inférieurs qu'il sou‑tient horizontalement.

Quand ce cavalier blessé n'a pas de tendance à la syncope, il y a avantage à le faire soutenir par deux cavaliers qui le conduisent au poste de secours où a lieu la manœuvre de descente régulière.

Nous avons vu aujourd'hui, Mesdames, dans cette rapide revue, combien étaient fréquents les cas où les blessés de guerre ont un be‑soin urgent d'un aide fort, intelligent, et attentif.

Combien sont plus précieux encore ces aides indispensables, quant aux qualités que je viens d'énumérer ; ils ajoutent le dévouement à leur rôle jusqu'au sacrifice de leur propre vie.

Et, Mesdames, il n'y a pas que le blessé qui succombe sur le champ de bataille ; cette pensée ne diminuera en rien votre ardeur particu‑lière, mais au contraire, elle ne pourra que l'exalter. Le personnel de secours est souvent frappé à son tour. Il en a été ainsi pendant la guerre de 1870 pour les Frères des Écoles chrétiennes. A côté des martyrs de la défense de la Patrie qu'il faut glorifier et immortaliser, nous ne comptons plus les martyrs du dévouement aux blessés. Mar‑tyrs également, et martyrs de la Charité, toutes ces nobles victimes de l'inoubliable catastrophe du 4 mai 1897, dont le souvenir restera éternellement gravé dans les mémoires et les cœurs français ! Toutes ces victimes, il faut les glorifier et les immortaliser ; c'est pour nous un impérieux devoir.

« Non seulement les Frères de la Doctrine chrétienne, a écrit Maxime du Camp, ont secouru nos blessés, mais, parfois, ils ont partagé leur sort, car les balles sont aveugles, et ne reconnurent pas les humbles religieux qui portaient au bras le signe de la neutralité. Plus d'un est tombé qui ne s'est pas relevé. »

Et, tout récemment, ne venons-nous pas d'apprendre la fin glorieuse d'une jeune compatriote, fille d'un général français, loin de la patrie, sur la terre américaine où elle avait été prodiguer son ardeur de dévouement aux innombrables malades de la guerre hispano-américaine ? Frappée à jamais, elle venait succomber dans l'ambulance où elle avait le plus longtemps servi pendant la campagne.

Certes, on ne peut pas le nier, ces morts sont glorieuses, et nous serions tous, très certainement, désireux d'obtenir à notre tour la récompense enviée d'être enseveli dans les plis de l'étendard de la nation qu'on défend, comme Mlle Tricoche, en Amérique, et encore mieux le suprême honneur de mourir en embrassant le drapeau de la France, comme ce vaillant chef de corps de Montpellier. Mais nous gardons à notre disposition (il faut avoir une ambition moins retentissante), si nous pratiquons l'abnégation absolue à notre devoir, si nous savons faire le sacrifice complet de notre existence, l'assurance d'obtenir également, en pareilles circonstances, si la Providence venait à l'exiger, et peut-être l'exigera-t-elle plus tôt que nous ne pensons, d'obtenir, dis-je, nous aussi une mort glorieuse et enviée, celle du chrétien qui, ne pensant plus à lui-même, succombe en se dévouant corps et âme à ses malades et à ses blessés.

Soldats volontaires dans une armée du dévouement qui ne connaît ni la crainte, ni les défaillances, comme nos vaillants soldats, c'est en avant qu'il faut toujours regarder ; c'est toujours plus avant, Mesdames, qu'il faut aller, pour cette grande œuvre de patriotique générosité et de surhumaine abnégation à laquelle votre Société se consacre tout entière.

Démonstration pratique

SECOURS A DONNER AUX BLESSÉS ; — CAS DE SYNCOPE ; — DE FRACTURE ; D'HÉMORRHAGIE ; — MANŒUVRE DE RELÈVEMENT DE BLESSÉS

TROISIÈME CONFÉRENCE

Du 25 Janvier 1899

Depuis les temps les plus reculés, les hommes se sont livrés entre eux des combats meurtriers, sans qu'il ait toujours été possible de porter secours aux victimes de la lutte. On peut dire qu'à ces époques le germe de vos charitables et utiles Associations était encore bien éloigné du moment si heureux de son éclosion.

Dans l'antiquité, le chiffre des combattants, réel ou considérablement accru par la légende, était si élevé, et le nombre des victimes, — noté par les historiens, — si prodigieux, que l'esprit se refuse à se représenter ce que devaient être les implacables lendemains des funestes batailles se livrant parfois pendant plusieurs journées tout entières. Les *blessés*, échappés au fer d'un vainqueur toujours impitoyable, demeuraient sans assistance sur le champ de la lutte. Les *cadavres*, privés d'une cérémonie funèbre, qui, dans l'antiquité comme à notre époque, avait le caractère le plus nettement religieux et sacré, remplissaient l'air d'émanations rapidement dangereuses pour les vivants, et alors, comme de nos jours, les maladies infectieuses suivaient trop souvent les grandes armées en marche.

Il ne semble pas cependant que les Grecs et les Romains, pas plus que les Chinois, du reste, beaucoup plus anciens en civilisation, aient absolument négligé l'art de guérir les blessés et de conserver la santé aux bien portants. Mais ces fonctions, qui étaient réservées à des esclaves ou à des affranchis, ne pouvaient jouir d'une grande considération, étant donné surtout que ces peuples professaient un réel mépris pour la vie humaine.

Les Chinois, encore de nos jours, ont conservé les mille recettes d'une médication dont nous ne trouverions l'analogue dans nos pays qu'en consultant les formulaires des antiques officines d'apothicaires de notre France du moyen-âge. Les fouilles récentes, pratiquées pour les grands travaux de la cité de Paris, ont mis récemment à jour les locaux d'une de ces officines du xvᵉ siècle, et permis de scruter la composition, des plus extraordinaires, — de plusieurs formules chères à nos bons ancêtres.

Étant donné le peu d'importance attribuée aux médecins, chirurgiens, la plupart du temps de simples barbiers, il est naturel de croire aussi que les aides de ces personnages, ne jouissaient pas à leur tour d'une excessive considération.

Dans la civilisation arabe, cependant, les médecins tels que Haly, Abbas, Rhasès, Avicenne, et les personnels de secours, ont eu un moment de brillante renommée.

Les archives du Nord conservent un dossier très intéressant pour l'histoire, au sujet du matériel du service de santé dans les armées du duc de Bourgogne. Il s'agit d'une expédition préparée avec soin contre les Turcs qui venaient de s'emparer de Constantinople, par Philippe-le-Bon.

Le duc de Bourgogne demande à ses chirurgiens et à ses médecins un état des instruments de chirurgie et des substances pharmaceutiques nécessaires pour soigner les blessés et les malades que pourrait compter le personnel domestique et militaire de son hôtel, pendant l'expédition.

Le document nous donne le nom de nos savants prédécesseurs à l'armée, et la décomposition du matériel. Nous y voyons que l'approvisionnement d'étoupes (40 à 50 livres), et de linges à pansement (une balle) équivaut au c!   ement de trois ou quatre de nos paniers de réserve actuels. Calculé pour un effectif de deux mille hommes, il indique certainement des praticiens habitués à la guerre et ne voulant pas être pris au dépourvu.

La liste des substances, dont plusieurs, baumes ou emplâtres, font encore partie de la pharmacopée moderne, s'élève à 87 articles, atteignant le total respectable de 471 livres en poids.

Au moyen-âge, la charité chrétienne, qui, seule, pouvait donner les bases d'une solide organisation du secours aux blessés et aux malades, fit des prodiges dans cet ordre d'idées, aussi bien pour soulager les blessés que pour traiter les malades.

Nous avons tous entendu parler de la lèpre qui, déjà au temps de Moïse, était minutieusement décrite, et qui, à la suite des grands mouvements des croisades, prit une terrible extension en Europe, où elle était déjà connue. En effet, au xiiiᵉ siècle, d'après Mathieu Paris, on comptait, sur le sol de notre occident, près de 19,000 léproseries, dont 4,000 en France. Dans notre propre pays même, le roi

Robert dans un pèlerinage dans le Berry, dès la fin du xe siècle,
« donnait l'aumône aux pauvres lépreux qui y étaient en grand
« nombre et leur baisait la main. Les évêques, sous les soins de qui
« les lépreux se trouvaient, allaient les laver et leur rendre d'autres
« services de fraternité » (1).

Les demeures construites pour les lépreux étaient de petites huttes
misérables dont on peut retrouver les traces en certains endroits et
même dans le voisinage de Montargis. Puis, l'augmentation du nombre de lépreux, amena la création de maisons plus grandes et plus
salubres. Les fondateurs charitables étaient les seigneurs des locali-
tés, les rois, les bourgeois de certaines villes. Les établissements
étaient dirigés en général par les ecclésiastiques d'un monastère voi-
sin. Parmi les personnages demeurés célèbres par leur dévouement
infatigable aux lépreux, à côté de nos maîtres en chirurgie, comme
les Guy de Chauliac et les Ambroise Paré, il convient de citer la rei-
ne Mathilde, femme de Henri Ier, roi d'Angleterre ; — la comtesse
Sybille de Flandre ; — la comtesse Richilde de Hainaut ; — Elisabeth
de Hongrie ; — « Catherine de Sienne surtout, qui eut les mains,
« nous dit Montalembert, atteintes de la lèpre, en soignant une vieille
« lépreuse qu'elle voulait ensevelir et enterrer, mais, après avoir
« ainsi persévéré jusqu'au bout dans son sacrifice, elle vit ses mains
« devenir blanches et pures comme celles d'un nouveau-né, et une
« douce lumière sortir des endroits qui avaient été les plus atta-
« qués. »

Tous les membres de vos Sociétés modernes de Secours aux Blessés, Mesdames, sont les dignes successeurs de ces hauts personnages,
de ces saintes reines, de ces grands bourgeois et de leurs femmes,
ne redoutant jamais de donner leurs soins, en personne, à des malades, à des moribonds, atteints d'affections répugnantes, dont le
nom seul inspirait ailleurs la répulsion.

Si la lèpre ne se présente plus en France et en Europe, sous la
forme de grandes épidémies, et avec un cortège de signes presque
repoussants, il y a encore, pendant nos guerres modernes, malheureusement trop d'affections diverses qui peuvent lui être comparées par
les dangers de la contagion et l'effroi qu'elles inspirent, mais capables
aussi, de susciter des dévouements aussi admirables que celui d'une
Elisabeth de Hongrie et surtout d'une Sainte Catherine de Sienne.

Et c'est tout naturellement aux pures et hiératiques figures de
ces saintes et nobles patronnes de nos Sociétaires et de nos ambulancières d'aujourd'hui que je me reporte, en vous voyant, toutes à
l'envi, Mesdames, vous appliquer avec cette conscience, à l'étude si

---

(1). Raymond. — Hist. de l'Eléphantiasis. Lausanne, 1767.

compliquée de ces multiples appareils de linge, de ces bandages, si nombreux, qui apportaient toujours le soulagement, au temps de nos saintes et chères patronnes, comme il le font encore de nos jours aussi bien par le résultat physique que par l'influence morale la plus élevée et la plus précieuse.

L'évocation d'un spectacle si grand et si simple est bien doux à nos yeux et à notre cœur. Mais ce serait blesser votre modestie, Mesdames, que de trop y insister.

LES BANDAGES

Dans la pratique, on doit étudier la manière *de rouler les bandes*, soit avec les doigts, soit avec un appareil spécial, sorte de petit treuil d'une grande simplicité. La *bande* se compose du *plein*, qui est la partie médiane, et des deux *chefs*, les deux extrémités. Le *globe* d'une bande se dit de la partie roulée en cylindre, alors qu'un des chefs est déjà détaché.

Pour appliquer une bande, on la prend dans la main droite, le chef à dérouler étant placé en dessous et fixé sur la partie du membre où doit commencer le bandage par quelques tours circulaires Le chef terminal est arrêté par une épingle plantée perpendiculairement à la longueur de la bande et la pointe cachée dans l'étoffe ou à l'aide d'un nœud pratiqué au fil et à l'aiguille.

Pour que le bandage soit solide, chaque tour de bande circulaire doit recouvrir le tour précédent du tiers ou de la moitié de sa largeur, ce qui est facile à obtenir quand le membre bandé est cylindrique. S'il a, au contraire, une forme conique, les *jets* de bande ne s'appliquent pas également par les deux bouts, il se forme un godet qu'on évite en faisant des *renversés*, c'est-à-dire en repliant obliquement le jet de bande sur lui-même, de la racine du membre vers son extrémité.

I. — Les *bandages simples*, comprennent :

a) les bandages circulaires qu'il faut médiocrement serrer pour ne pas arrêter la circulation du sang ;

b) les bandages obliques, la direction des jets étant oblique par rapport à l'axe du membre ;

c) le spiral d'un doigt, bandage oblique ;

d) le spiral de l'avant-bras ;

e — f) le croisé d'un œil (ou monocle) ou des deux yeux (binocle) ;

g — h) le spica de l'aine et le spica double ;

i) le croisé du coup de pied ;

j) le bandage à entorse ;

k) le plein triangulaire de la tête ;

l) les écharpes quadrilatères, triangulaires.

II. — Les *bandages composés* comprennent :
1° Les bandages de corps ;
2° Les frondes ;
3° Les carrés ;
4° Les triangles ;
Ce sont des pièces d'étoffe de formes différentes, auxquelles ont été cousues des parties plus étroites s'adaptant aux diverses parties du corps : tronc, tête, etc.

LES BRANCARDS

Le meilleur mode de transport des blessés le moins pénible pour le patient, et même pour les porteurs, est le brancard.

Les parties constitutives du brancard (1) à compas, modèle 1892, système Frank, sont les suivantes :
1° Deux hampes ;
2° Deux pieds de devant ;
3° Deux pièces de derrière (ou de tête) ;
4° Deux plaques de hampe de devant ;
5° Deux plaques de hampe de derrière (ou de tête) ;
6° Deux compas d'écartement à articulation excentrée ;
7° Deux arrêts de traverse de derrière (ou de tête) ;
8° Deux boulons de traverse de devant ;
9° Deux boulons de traverse de derrière (ou de tête) ;
10° Quatre boulons de pied ;
11° Une toile renforcée dans le milieu ;
12° Deux bretelles.

La toile forme à la tête une poche, destinée à être rembourrée avec de la paille pour servir de traversin.

Le modèle de brancard à traverses, modèle 1885, est plus difficile à monter, parce que, au lieu du compas qui sert de traverses, on le consolide avec des traverses de fer, qui viennent se fixer dans des têtes de fer également, destinées à les recevoir, et placées sur la hampe opposée.

Les principaux brancards utilisés encore dans notre service sont :

a). Le brancard à hampes pliantes pour troupes de montagne. — C'est un brancard absolument semblable aux modèles dont je viens de vous parler, mais dont les deux hampes se replient sur elles-mêmes au moyen de deux charnières placées au milieu de leur longueur. Cette modification facilite le transport des brancards vides à dos de mulet.

b). Le brancard hamac pour troupes de montagne, système Donion.

______

(1) Les malades se portent en principe les pieds en avant.

— Ce brancard est transporté comme un palanquin, par deux courroies de suspension munies au centre d'un anneau, et placées l'une à la tête, l'autre au pied. Dans les deux anneaux on passe le bambou ou la perche dont les extrémités reposent sur les épaules des brancardiers.

Nous avons conservé le souvenir de la pénible évacuation des derniers malades de l'infirmerie-ambulance de Maï-Chau (frontière du Laos) vers Su-Yut, poste de la Rivière-Noire, au Tonkin. Nos malades, eurent à parcourir une étape de vingt-cinq kilomètres portés sur des brancards improvisés en quelques heures, par les Muongs, à l'aide de bambou. Le mode de suspension est celui que nous avons adopté depuis, en France, pour les pays de montagne. Il nous a rendu les meilleurs services dans un pays où les routes n'étaient à cette époque, le plus souvent, que le cours du torrent, et dans une évacuation dont nous avions la grosse responsabilité qui fut accompagnée de désertions des porteurs, de coups de fusils, etc., mais, dans laquelle nous eûmes néanmoins le bonheur de ne perdre personne.

c) Le *brancard roulant*. — Ses principales pièces sont : les deux roues ; — les deux grillages pare-roues ; — les deux ressorts ; — l'essieu avec ses deux arrêts de roue à verrou ; — le châssis avec quatre griffes ; — le tirant avec sa traverse et sa clavette ; — la lanterne ; — les deux chambrières avec leurs bagues ; — la courroie d'attache ; le brancard roulant pèse 48 k. 500

Les *brancards improvisés* se font à l'aide de civières, échelles, portes et planches, etc. On improvise des brancards avec des sacs, des paillasses vides dont on découd les angles, et dans lesquelles on introduit des perches qui remplacent les hampes.

On emploie pour ce même usage des couvertures, des paillassons qu'on fixe par les angles à des perches ou à des branches d'arbres.

On obtient également un brancard avec deux bâtons entre lesquels on installe des cordes ou des courroies allant de l'un à l'autre. Mais, on ne devra jamais négliger d'établir des traverses d'écartement rigides.

Les fusils sont toujours trop courts pour servir de hampes de brancards.

Des études très intéressantes ont été faites sur l'importante question des brancards, et tous les jours, l'ingéniosité des inventeurs se montre sous une forme nouvelle.

Tout récemment encore, en fin décembre 1898, M. le docteur Chavernac, d'Aix, présentait à l'Académie de médecine un brancard rigide et divisé en deux parties égales et symétriques, qui simplifie la manière d'aborder le blessé, et supprime la manœuvre du relèvement. Il n'exige en outre que deux brancardiers. Il peut être lavé, désinfecté et flambé avec la plus grande facilité. On peut, avec lui, placer aisément un malade dans une voiture, dans un wagon ou sur une table d'opérations, et l'y reprendre ensuite sans le relever. Il est hors de doute que tous ces avantages donneront, au nouveau brancard, une notoriété très justifiée, et qui pourra être utilisé avec fruit par notre service de santé et par votre Société, Messieurs, dont la vigilance patriotique est toujours à l'affût de tout ce qui peut contribuer à diminuer les souffrances des blessés. Et ces souffrances sont toujours aggravées, nous le savons, par les manœuvres de relèvement et l'ébranlement qui en découle.

Je vais énumérer rapidement les principaux brancards employés de nos jours soit en France, soit à l'étranger.

Nous trouvons, dans cet ordre d'appareils, la *sellette du professeur Servier* sorte de toile de pliant montée sur deux traverses rigides et soutenues par une longue tige à deux porteurs.

Le *brancard-hamac de la Nouvelle-Zélande* ou « amoo », qui diffère de celui employé par nous et nos collègues au Tonkin, en ce que la hampe à porteurs est double.

Le « *dandy* » indien qui est une sorte de brancard, en forme de boîte, de formes diverses, suspendu à un seul bambou à deux porteurs.

Le *palanquin chinois* bien connu pour être reproduit souvent dans les dessins chinois, boîtes à thé, paravents, vases de porcelaines, etc.

Le *brancard de Martine*, sorte de cadre suspendu à un fort et long bambou.

La célèbre *filanzane* ou *filacon* malgache, modifiée par Auffret, pour le transport des blessés. Grâce à l'augmentation de la longueur de la boîte à siège qui descend bien au-dessous des perches à porteur, le dos s'appuie sur une toile, et les pieds sur une planchette.

Le docteur Auffret a préconisé également une vaste *gouttière-hamac* (métallique) avec poignées pour porteurs.

La *chaise de Port*, sorte de chaise coloniale, etc., etc.

Pour les pays de montagne, on allonge les hampes du brancard réglementaire au moyen de deux bouts de hampes mobiles avec ou sans patin (Système Ecot).

Le *siège-litière du médecin-major Malpat*, peut servir au transport à bras, ou s'arrimer aux bâts de cacolet.

Le *siège-litière de Guéda* permet de transporter un blessé grave couché ; il peut se replier, et un seul mulet transporte cinq sièges-litières.

Le *traîneau du Nord de l'Amérique*, d'après Otis, sorte d'échelle, modifiée par Port, grâce à l'adjonction d'un tabouret élevé pour les pieds.

Il est inutile de continuer cette trop longue énumération, qui prouve que les systèmes varient à l'infini. Pour la mise en œuvre de lous ces systèmes, depuis le plus simple jusqu'au plus compliqué, il est utile de le dire, Messieurs, il faut toujours que le brancardier fasse preuve d'une énergie, d'un dévouement inspirés par la plus pure, la plus complète abnégation. Et ce sont ces qualités primordiales, Mesdames, que nous devons leur inculquer ou cultiver en eux avec la plus grande fermeté, avec la plus entière persévérance, par nos paroles, par nos exemples, par nos actes, afin de pouvoir mettre un jour au service des déshérités de la santé et des victimes de la guerre homicide, les résultats précieux de votre persistante et méritoire préparation.

Du reste, les soins purement matériels, même les plus intelligents, ne produiront jamais d'effet utile chez les blessés, si la main qui les donne n'appartient pas à un être qui laisse diriger cette main uniquement par son cœur, et un cœur charitable et humain, n'obéissant qu'à la seule impulsion d'un impérieux besoin de sacrifice et de dévouement.

Le Matériel des Hôpitaux et des Ambulances

Le matériel du service de santé peut se diviser en matériel proprement dit ou objets techniques et du service général, et moyens de transport, ainsi que nous le montrera le tableau suivant :

Matériel proprement dit	Matériel technique	Médicaments et antiseptiques. Objets de pansement. Accessoires de pansement. Instruments de chirurgie Étuves à désinfection.
	Matériel du service général	Tentes et baraques. Effets de couchage. Ustensiles pour les repas Ustensiles pour chambres de malades. Ustensiles de cuisine. Accessoires.
Matériel de transport	Pour malades et blessés	Brancards portatifs et sur roues Voitures d'ambulance. Litières et cacolets. Appareils pour trains sanitaires improvisés et permanents.
	Pour le personnel	Voitures du personnel.
	Pour le matériel proprement dit	Voitures techniques. Voitures d'administration. Fourgons du service de santé. Fourgons du service général. Bâts pour ambulance de magasin.

Mesdames, le matériel technique nous est connu.

Nous avons vu déjà la composition, pour citer un exemple, de la voiture médicale. L'organisation des contenants, les paniers, est simplifiée de manière que le sectionnement du matériel soit toujours aussi facile pour un poste de secours dans un régiment, que pour une ambulance ou un hôpital.

Il est nécessaire, cependant, de dire quelques mots sur les tentes et baraques de notre matériel du service de santé, ce qui est d'autant plus utile que, dans le courant d'épidémies graves qui ont sévi sur la garnison de Montargis (et qui, espérons-le, ne se montreront jamais plus), il a fallu user de ces moyens de fortune indispensables pour suppléer à l'insuffisance de locaux de l'hôpital.

Nous employons :

I. *Les tentes d'ambulance a)*, *système Tollet*, à ogive, qui servent pour les opérations ou pour l'abri des blessés, à raison de dix-huit par tente. Elles sont composées d'armatures en fer démontables, et d'une toile-enveloppe munie de portes et fenêtres. Poids 115 kilog.

b) Les tentes Tortoise, pouvant se monter sur les fourgons du service de santé, le fourgon remplaçant les supports, et occupant le milieu de la tente. La solidité en est parfaite, et on peut y caser trente blessés. De nombreuses ouvertures y donnent une clarté et une aération suffisantes. Poids 90 kilog.

II. — *Les tentes d'hôpital.*

Le *système Tollet* fournit des tentes analogues aux tentes d'ambulance mais d'une capacité de 28 lits, avec possibilité d'installation d'un poêle.

III. — *Les baraques mobiles.*

Dans le *système Docker*, celles qui ont été montées à Montargis, les plus confortables, mais aussi les plus coûteuses, les parois et le toit sont constitués par des cadres en bois dont les deux faces, distantes l'une de l'autre de deux centimètres, sont couvertes d'un cartonnage sur lequel est collée une toile. La face interne est incombustible.

Le sol de la baraque est formé par les 16 caisses contenant, pour le transport, le matériel qui la constitue.

Les baraques qu'on peut chauffer en hiver contiennent 16 lits. Poids, 3,000 kilos ; une journée est nécessaire pour le montage avec 6 hommes.

Le système Epitalier, qui nous a rendu de grands services à Madagascar, diffère du précédent en ce que la charpente est en fer. Il y en a deux sortes, au ras du sol et à légère surélévation. Chacune pèse 6,000 kilos, est renfermée dans 99 colis, et nécessite 12 hommes pour la monter.

LES VOITURES D'AMBULANCE ET AUXILIAIRES

Nos voitures d'ambulance « *l'ambulance* », suivant le terme populaire, sont de deux types ; la grande voiture à quatre roues que nous avons vue à la gauche du régiment au départ pour les grandes manœuvres et la petite à deux roues qui suit les régiments de cavalerie.

La première est disposée de façon à transporter 10 malades assis ou 4 couchés ; ou 5 assis et 2 couchés. Les malades couchés sont étendus sur des brancards suspendus ; les malades assis se placent sur des banquettes rembourrées. Un système de tringle et de rails, qui permet la suspension, peut se relever. La voiture comporte des brancards, un tonnelet, des outils, des rideaux, etc., et une galerie supérieure pour les sacs des malades.

La voiture à deux roues ne contient que deux brancards placés sur le même plan et suspendus à l'aide du même système. Elle n'a pas de banquettes. Les armes sont placées (comme dans la grande voiture) à l'intérieur, les malades assis, c'est-à-dire blessés légèrement, devant conserver le fusil entre les jambes comme il est dit dans le règlement.

AMÉNAGEMENT DES VOITURES AUXILIAIRES

A la suite de grandes batailles, on est obligé de recourir à des voitures de toutes sortes, fournies par les réquisitions.

On choisit, de préférence, les voitures suspendues. Mais, le plus souvent, en est obligé d'utiliser également les voitures non suspendues. Dans ce cas, les moyens les plus simples et les plus expéditifs sont les meilleurs pour l'aménagement des voitures.

L'expérience a prouvé que, dans les voitures non suspendues, on peut transporter des blessés, couchés sur des brancards, sans trop de secousses, en faisant reposer les hampes sur des botillons de paille ou de simples fagots de branchage. Différents systèmes d'aménagement sont utilisés.

Nous citerons rapidement :

Le *système Audouard*, qui nécessite 4 ressorts et 2 chaînes pour suspendre le brancard.

Le *système Bouloumié*, qui s'utilise de préférence sur les voitures lorraines à l'aide de traverses fixes et de cordes.

Le *système Bréchot-Desprès-Ameline* se pratique dans les wagons, les bateaux, il a trois étages.

Le *système Norvégien*, dû à un dispositif en échelons de supports de sapins réunis par des liens :

Pour le transport des blessés couchés avec les voitures d'ambulance, on procède ainsi qu'il suit :

Le conducteur relève les rideaux ; abaisse le marche-pied, pénètre dans la voiture, détache les deux montants en fer, qu'il fixe au plancher en abattant les deux ressorts des tenons d'arrêt. Il s'assure que les crampons qui doivent supporter les brancards sont solidement assujettis.

Le brancardier n° 1, place le chariot roulant qui fait partie du système à l'extrémité postérieure du rail et examine si la chaînette est libre.

Le brancard a été déposé à quelques pas en arrière de la voiture ; au commandement, il est saisi, enlevé et placé par les deux pieds de tête dans le chariot roulant, et repoussé au fond de la voiture et très doucement. Il ne reste plus qu'à assujettir le brancard à l'étage supérieur, et à charger dans les mêmes conditions l'étage inférieur.

Le déchargement s'opère dans les mêmes conditions, inversées, en commençant par le blessé de l'étage inférieur. Les rideaux sont abaissés, suivant l'état de la température. Les sacs sont arrimés avec soin à la galerie supérieure, les bretelles de brancards sont placées dans le coffre.

Il est recommandé, naturellement, de s'assurer avec soin que les armes à feu des malades sont déchargées.

Les voitures auxiliaires, aménagées par fortune, sont garnies de blessés dans les mêmes conditions.

Et maintenant, Mesdames, si nous jetons les yeux sur cette foule de blessés, ce triste déchet de la bataille, qu'évacuent au loin nos transports réglementaires, et ces voitures auxiliaires, où se mélangent fraternellement la simple fourragère du fermier, l'humble tombereau du petit cultivateur, et le luxueux équipage du châtelain, nous ne pouvons qu'admirer, une fois de plus, quelle est l'intensité de la charité chrétienne et du patriotisme qui mettent en action des énergies aussi nombreuses et aussi différentes. A cette angoisse, qui se peint sur le pâle visage des blessés, et trop souvent, hélas ! des moribonds (vous l'avez désiré ardemment, Mesdames, et vous agissez de toutes vos forces pour qu'il en soit ainsi, malgré les difficultés si considérables qui s'opposent toujours à l'achèvement parfait de toute grande entreprise), vous sentez le besoin de donner le doux réconfort, le précieux soulagement, de remplacer la famille absente, — de faire oublier un instant à ce soldat l'horrible souffrance. Et vous réussissez, et vous obtenez ce miracle, Mesdames...

Quelle plus douce récompense pour des âmes généreuses, pour des cœurs haut placés !

Et quel plus durable titre de gloire pour votre œuvre impérissable !

Démonstration pratique

LES BANDAGES : SIMPLES ; COMPOSÉS

Manœuvres de transport des blessés à bras :

Un seul brancardier { à dos ;
sur les bras.

A quatre mains.

Position couchée : les brancardiers sont placés un de chaque côté ;

—   —   tous les deux du même côté ;

—   —   le blessé est saisi par les extrémités ;

Manœuvres de transport des blessés avec le brancard.

Passage d'un escalier ;

—   d'une haie ;

—   d'un fossé.

QUATRIÈME CONFÉRENCE

Du 16 Février 1899

Mesdames, Messieurs,

Lorsque, dans la récente guerre hispano-américaine, la flotte en bois, de l'amiral Montijo, malgré les efforts héroïques de ses équipages, était rapidement dispersée, brûlée ou coulée par les navires américains, supérieurement armés et protégés, des scènes, plus terribles que celles d'un champ de bataille sur terre, ne manquèrent pas de se produire sur les malheureux vaisseaux espagnols. Il n'en pouvait être autrement sur des navires servant, comme de cible, aux énormes canons de l'ennemi, sans qu'il leur fût possible de riposter par un seul projectile capable d'atteindre à son tour les cuirassés américains.

Au milieu de la pluie du fer qui s'abattait sur les ponts, sur les organes de protection, dans les œuvres vives des vaisseaux espagnols, du feu qu'envahissait rapidement toute l'étendue de ces vieux croiseurs ou avisos en bois, si dangereux sur mer, de la fumée, qui achevait l'œuvre de destruction en asphyxiant les malheureux blessés ou les combattants valides, de l'eau enfin qui pénétrait par toutes les voies, quel était le sort de ces vaillants, n'ayant aucun espoir humain devant les yeux, mais soutenus seulement par la divine et inébranlable confiance en Dieu et en la Patrie ?

Quelques mois plus tard, quand, dans cette bataille navale de Santiago de Cuba, qui fut plutôt une chasse sans grandeur qu'une réelle lutte d'escadres, les vaisseaux espagnols, encore une fois inférieurs en armement et en protection, criblés de coups, incendiés, faisant explosion, durent se jeter à la côte, quel ne fut pas le navrant spectacle offert par l'agonie des équipages espagnols, décimés sans possibilité de riposte, alors que les navires américains ne subissaient aucune perte et n'avaient pas un seul homme blessé ou tué.

Et dans ces combats, ou de nombreux jeunes hommes, jusqu'à 600 sur un seul navire, sont entassés dans des entreponts, de fer ou de bois, obscurs, peu aérés, subissant au milieu des températures torrides des climats tropicaux, toutes les douloureuses angoisses d'une lutte à mort que la raison ne permettrait pas de soutenir, si le patriotisme ne parlait plus haut que cette froide conseillère des peuples et des individus, quels étaient les moyens mis à la disposition de deux grandes nations civilisées pour secourir les victimes de ces implacables boucheries ?

Bien précaires, Mesdames, si nous nous reportons aux travaux publiés sur cette récente guerre. Dans les navires de l'un et de l'autre peuple quelques médecins, quelques infirmiers, un peu de matériel. Comme local, un poste en général derrière les tourelles, abrité autant que possible; et ce mot ne devait avoir aucune signification sur ces navires espagnols, exposés dans toutes leurs parties aux feux d'une puissante artillerie ennemie. L'esprit se refuse à concevoir le spectacle que présentaient ces vaisseaux à l'heure de la déroute et de la mort inévitables.

Si le tableau navrant des champs de bataille d'Italie a pu susciter, chez un noble cœur, l'idée de la possibilité d'a Ioucir les rigueurs de la guerre sur terre, l'ingéniosité humaine n'a pas su encore, dit-on, appliquer ces conquêtes aux batailles sur mer.

L'empêchement vient il des peuples ou des gouvernements ? Quoi qu'il en soit, l'humanité raconnaîtrait comme un de ses plus glorieux défenseurs l'homme de cœur qui trouverait le moyen pratique d'appliquer, aux escadres, les règles bienfaisantes de la Convention de Genève. Que si, à la fin du XIXᵉ siècle, c'était encore trop demander que de désirer un bateau-hôpital par escadre, jouissant de la neutralité, avec un matériel de santé neutralisé, ne serait-il pas possible d'étendre l'assistance si bien organisée sur terre aux blessés, aux victimes de ces luttes navales, soit par des navires spéciaux appartenant aux Sociétés, soit par l'intermédiaire de personnels embarqués à la mobilisation ?

Il n'est pas douteux que les penseurs qui gémissent à l'idée des conflagrations menaçantes sur mer, comme elles peuvent soudainement se produire sur terre, ne s'attachent à la recherche des moyens pratiques de diminuer le horreurs des guerres navales, encore plus implacables que les combats sur terre tout comme ils s'efforcent, avec l'énergie la plus méritoire, d'éteindre, si c'est possible, les ferments de discordes inhérents à la vie des peuples, des provinces, à celle des villes, des familles, et de toute l'humanité elle-même.

« En attendant, écrivait tout récemment, un homme à la voix la
« plus autorisée et la plus respectée, tout admirateur sincère du
« progrès ne peut que formuler des vœux ardents pour que notre
« siècle, qui s'est montré si fécond en ce qui concerne la multiplicité
« et le perfectionnement des armements de guerre, lègue, en finis-
« sant, quelques nobles souvenirs lui donnant droit aux remercie-
« ments de l'humanité, par la découverte d'un moyen permettant à
« la voix de la raison de se faire entendre dans les inévitables con-
« flits des nations. »

Heureuse et glorieuse sera la voix qui parviendra à se faire entendre ! Heureux, glorieux, l'homme qui trouvera le moyen d'organiser
le Secours et l'Assistance dans ces meurtrières batailles sur mer,
comme dans ces catastrophes qui frappent trop souvent les marines
marchandes ou commerciales faisant en quelques minutes, comme
sur *La Bourgogne*, autant de victimes que beaucoup de combats pro-
longés !

C'est un pas de plus en avant qu'il faut demander encore au nom
de l'humanité, à cette heure où des échos, que nous voulons croire
calomnieux, nous reporteraient à plusieurs siècles en arrière, s'ils
étaient l'expression de la vérité, et nous apporteraient le récit que,
sur les rives d'un grand fleuve africain, les blessés frappés dans la
bataille n'ont eu droit qu'au suprême traitement dont étaient coutu-
miers les Scythes ou les Vandales aux anciennes époques de la bar-
barie d'un autre âge.

Le but à atteindre est digne de vos méditations, Mesdames ; dignes
de vos efforts les plus énergiques, Messieurs. Et l'encouragement ne
se ferait pas attendre, puisqu'il vous est facile de comprendre qu'en
perfectionnant tous les jours l'instrument précieux de charité que
vous maniez avec autant de patriotisme que d'intelligence, vous pou-
vez employer cet outil, en raison de sa mobilité, et pour le but fixé
actuellement par vos statuts, et pour celui, nouveau, qui pourrait
être ajouté, si les circonstances l'exigeaient, le jour où le terrain de
vos efforts incessants ne serait plus en rapport avec l'étendue immense et toujours envahissante de votre esprit de dévouement.

Nous avons à terminer aujourd'hui l'examen du matériel de transport des blessés, passé en revue dans notre précédente réunion.

Les cacolets : les litières. — Avec les mulets, on peut transporter
les malades assis ou couchés ; dans le premier cas, on se sert de cacolets ; pour les blessés couchés, il faut des litières.

Le transport avec ces ustensiles est avantageux dans les terrains
accidentés, où les voitures ne peuvent pas arriver, mais il est pénible,
car les blessés sont soumis à des secousses violentes, et exposés à
des chutes dans les passages difficiles.

Les cacolets sont des fauteuils destinés à être accrochés de chaque côté du bât d'un mulet. Ils sont formés de montants en fer articulés et à charnières, réunis en arrière par un dossier mobile, auquel est fixé une ceinture.

Ils présentent en dehors un accotoir, qui sert d'appui au bras du malade. Deux courroies, partant du siège, soutiennent une planchette, susceptible d'être levée ou abaissée, sur laquelle doivent reposer les pieds. Toutes ces parties se replient les unes sur les autres, lorsqu'on ne se sert pas de cacolets. Les malades sont assis parallèlement au mulet, et regardent dans la même direction que lui.

Les *litières* sont des couchettes en fer, que l'on suspend par paire au bât d'un mulet. La partie qui correspond à la tête est légèrement relevée ; elle est surmontée d'un châssis mobile, recouvert d'un rideau qui sert à protéger le blessé contre le soleil ou la pluie. On les distingue en litière de droite et litière de gauche. Les litières vides se replient et s'appuient contre le bât.

Les litières sont affectées aux hommes atteints de fracture des membres inférieurs ou de blessure grave, et qui ne peuvent pas être transportés assis.

Avec le *brancard roulant*, dont nous avons donné la description précédemment, le transport par route des blessés peut s'exécuter facilement ; sur les chemins bien entretenus, il est même très avantageux ; deux brancardiers sont nécessaires pour trainer ce brancard dont les roues sont fixées au châssis au moyen d'un dispositif spécial à charnière permettant le redressement sans démontage.

Les brancards, ainsi fermés, sont voiturés sur des charriots de parc, attelés à quatre chevaux qui transportent seize brancards roulants et seize brancards à compas, modèle 1892.

En montagne, on peut utiliser encore avec avantage les *cordes en chanvre de Manille*, qui sont très solides, très durables et très légères, en les attachant à une ceinture. On a expérimenté qu'une corde de vingt mètres, d'un poids de deux kilos, peut supporter un poids de deux cents kilos librement suspendu.

Le blessé doit être encordé, soit à l'aide d'une ceinture de huit centimètres environ, soit à l'aide de nœuds. La corde, en dehors des passages de torrents, d'éboulis, de ponts de glace, de troncs d'arbres jetés sur un ravin, peut être utilisée sur les sentiers en corniche ayant à peine cinquante centimètres de large, où il faut quelquefois effacer les épaules pour pouvoir marcher, où le moindre faux pas peut précipiter dans l'abîme porteur et blessé.

On peut admettre les règles suivantes pour le transport des blessés en pays de montagne :

Le transport à dos d'homme est possible, surtout combiné avec

l'emploi de la corde ; le meilleur mode est le transport ventre à dos,
et non pas le dos à dos.

Au point de vue chirurgical, il faut employer des sellettes rigides,
dont le seul inconvénient est le poids et l'encombrement assez
grand.

Le *brancard* est encore et restera le moyen de transport par excel-
lence, si on peut :

a) Remédier au défaut d'horizontalité en empêchant le blessé de
glisser sur la toile ;

b) Donner du jour aux porteurs pour leur permettre de voir les
petits obstacles qui hérissent les sentiers, en allongeant les hampes
du brancard ;

c) Disposer d'une certaine manière le brancard sur les voitures
d'ambulance (car les meilleures routes sont souvent à pentes très
raides). Avec les brancards ordinaires, il y aurait lieu de rendre
amovibles les crampons sur lesquels on les suspend, pour remédier
au défaut d'horizontalité.

Le transport au moyen des bêtes de somme s'impose sur les
sentiers et les chemins qui ne sont pas carrossables, pour les évacuations à longue distance. Les services rendus par les cacolets et
les litières sont forcément restreints, car, entre autres inconvé-
nients, il est manifeste que la largeur de leur chargement (2 m. au
moins) n'est pas atteinte par beaucoup de sentiers de montagnes.

Sur les cols encombrés de neige où, pendant la période d'hiver, les
traîneaux employés dans le nord de l'Amérique rendraient les plus
grands services.

Lorsque les moyens de transport ordinaires viennent à faire défaut, on peut relever les blessés, dans des conditions relativement
satisfaisantes, avec une sellette improvisée, la capote-hamac, le fusil-
hamac, le cacolet de fortune, etc.

Les brancardiers ne doivent jamais s'aventurer à la recherche des
blessés en pays de montagne que par équipes de quatre hommes, à
cause des fatigues considérables de relèvement, des difficultés d'accès dans des sentiers où un homme seul peut s'égarer ; de plus c'est
parmi les montagnards qu'il faut choisir les brancardiers de montagne.

Les trains permanents et improvisés

L'idée d'évacuer les blessés et malades par chemin de fer a été
utilisée pendant les guerres de Crimée, d'Italie, et surtout pendant
la 'utte des sécesssions, en Amérique, en 1861. La Prusse, dès 1864
poussait très loin cette étude, et publiait un règlement complet en
1869. Elle possédait, en 1870, 23 trains sanitaires permanents. La

Russie, la Suisse, la Suède imitèrent cette nation. En France, nos études datent de 1870 (armée de la Loire) et surtout de 1872, 1878 et 1882 ; aujourd'hui, l'organisation de ce système d'évacuation peut être considérée comme complète. Le « train-hôpital » qui évacuait les blessés américains de la dernière guerre de Kew-West sur Fort-Mac-Pherson, Géorgie, consistait en dix wagons Pullman, un wagon-restaurant, une cuisine, un wagon à bagages. Il était pourvu de tous les approvisionnements qu'un hôpital peut exiger. Le service sanitaire comprenait : 1 médecin-major ; 2 aides-majors ; 2 sergents-infirmiers ; 22 infirmiers, et, de plus, 3 cuisiniers.

Le transport en chemin de fer peut avoir lieu, savoir :

a) Pour blessés couchés :
1° Par les trains sanitaires permanents ;
2° Par les trains sanitaires improvisés.
b) Pour les blessés assis :
3° Par les trains ordinaires.

Nos trains sanitaires permanents sont de véritables hôpitaux roulants ; chaque wagon contient 8 lits, sauf dans la Compagnie P.-L.-M. qui en contient 10. Ces trains doivent être en mesure de voyager sans interruption, ils se composent de 23 voitures disposées dans l'ordre suivant :

1 fourgon à combustible et linge sale ;
1 wagon   personnel officiers ;
1   —   infirmiers ;
8   —   blessés (64 ou 128) ;
1   —   chirurgie, pharmacie, lingerie ;
8   —   blessés (64 ou 128) ;
3   —   cuisine, office, provisions.

Tous ces wagons communiquent entre eux. Les voitures sont aménagées d'une façon très confortable. Il faut dire qu'elles sont destinées à des blessés particulièrement graves, et qu'il faudra beaucoup de matériel, de personnel, et beaucoup de wagons pour un nombre relativement restreint de blessés.

Le plus habituellement, le transport, sur les voies ferrées, des blessés ne pouvant voyager que couchés, sera effectué dans des wagons à marchandises aménagés en conséquence et formant ainsi des trains sanitaires improvisés, d'une façon, que l'extrême urgence rendra sommaire. On doit toujours éviter de répandre la paille de couchage su le plancher des wagons. On utilise de préférence des paillasses, dont les coins laissés vides, sont ficelés de manière à servir de poignées, quand les blessés sont transportés couchés sur des brancards pour éviter la trépidation du wagon, on interpose entre le brancard et le plancher, un objet élastique. A cet effet, les extrémités des hampes sont appuyées sur des botillons de paille ou des fagots de broussaille.

Un train de blessés est ainsi constitué :
 1 fourgon à frein (matériel et bagages) ;
 10 wagons à blessés (120) ;
 2 fourgons à frein (matériel et bagages) ;
 6 wagons à blessés (72) ;
 1 voiture de 1re classe ou mixte (officiers, infirmiers) ;
 7 wagons à blessés (84) ;
 2 fourgons à frein (matériel) ;
 10 wagons à blessés (120) ;
 1 fourgon service.

Le matériel comporte :
 55 appareils Bry-Ameline ;
 22 appareils Bréchot-Desprez-Ameline ;
 400 brancards et ballots ;
 400 couvertures ;
Des seaux, des médicaments, des outils.

Chaque voiture de blessés contient un seau d'aisance, des bassins, des seaux à eau pure, gobelets, pliants, gaze ininflammable à clouer aux fenêtres.

Les wagons sont éclairés au moyen de lanternes et chauffés par des bouillottes : ils sont numérotés à la craie. La durée du chargement des malades varie suivant le nombre d'hommes à évacuer. Mais le montage des appareils à suspension dont nous allons parler, le placement des fanions, plaques de neutralité, gaze ininflammable, chargement des sacs, demande 3 h. 40.

Appareils à suspension :
Dans le système *Bry-Ameline*, on trouve deux paires de traverses destinées à recevoir chacune trois brancards sur des emplacements indiqués par des tasseaux. La tête est placée au bout du wagon. Chaque traverse perpendiculaire au grand axe du wagon est suspendue par ses extrémités au moyen d'un appareil élastique composé d'un ressort à boudin double. Nous avons ainsi six places par wagon.

Dans le système *Bréchot-Desprez-Ameline* (modèle 1891), l'appareil de suspension de brancards est à trois étages. C'est une cage en fer de 1 m. 83 × 0 m. 93 de haut. La partie essentielle de ce système qui forme un véritable organe de suspension, est constituée par douze ressorts à boudin d'un dispositif spécial à compensation, ayant pour effet d'amortir la violence des chocs dans tous les sens.

On place généralement dans chaque wagon, quatre appareils de suspension de ce modèle, à trois brancards, soit en tout douze brancards suspendus. Le montage des appareils, modèle 1891, peut se faire n'importe où, en dehors des wagons, mais il est préférable d'effectuer cette opération dans le wagon même. Les quatre appareils, modèle 1891, sont placés chacun dans un angle du wagon dans le sens longitudinal. Cet appareil pèse 58 kilos.

Les *tentes et baraques* du service de santé. — Nous en avons parlé déjà dans notre dernière réunion; nous ajouterons ici que les tentes Tortoise sont arrimées sur les fourgons E et F des ambulances n° 1, roulées dans deux fausses ridelles appliquées sur les deux côtés du fourgon. Six infirmiers peuvent l'installer en dix à douze minutes. Chaque ambulance n° 1 en possède deux.

Les tentes Tollet forment trois ballots, du poids de 56, 27, et 32 kilos. Elles sont transportées l'une sur le fourgon E et l'autre sur le fourgon F, de manière que chaque section de l'ambulance en ait toujours une. On peut aussi charger très facilement cette tente sur un mulet. Trois hommes sont indispensables pour le montage qui se fait en vingt minutes; on la démonte en dix. On peut, de chaque côté de la tente, former une véranda en relevant la partie de l'enveloppe située dans les grandes fenêtres et en la soutenant par des supports d'auvents consolidés au moyen de cordes et de piquets. Un fossé est creusé sur tout le pourtour de la tente pour faciliter l'écoulement des eaux pluviales.

La tente Tollet d'hôpital est semblable à celle d'ambulance, mais mesure quinze mètres de long, sur cinq de large et cinq de hauteur.

La baraque Doecker, mesure quinze mètres sur cinq mètres. Les deux surfaces de chaque panneau peuvent être lessivées; tout le bois dont se compose la baraque est en sapin ayant subi l'imprégnation créosotée et desséché complètement par des procédés spéciaux. Ce type de baraque a un cubage d'air de 295 m. c. Trois hommes peuvent la monter en six heures. Si un choc venait à perforer un panneau, on boucherait le trou en y collant de la toile et du papier.

La désinfection de ces baraques, en cas de maladies contagieuses, est assurée, en temps de paix comme en campagne, par une série de moyens prévus dans les règlements sur le service de santé et les notices spéciales.

Le moyen le plus puissant est, sans contredit, la désinfection par les lotions de substances antiseptiques ou les pulvérisations. On peut même aller jusqu'à l'incinération, ce que nous avons fait sur une grande échelle, à Aukaboka, dans le Boeni.

L'utilisation de toutes ces baraques et tentes de si nombreux systèmes, nous rendrait, en cas de guerre, les meilleurs services. A Montargis, en particulier qui, en 1870-1871, a donné l'exemple du patriotisme le plus élevé, elles ne pourraient qu'être bien accueillies et faciliteraient la lourde tâche de votre Société et des personnes charitables qui seraient heureuses de se grouper autour d'elle dans des circonstances difficiles.

On sait, en effet, que les bataillons de mobiles et de mobilisés, cantonnés à la gare de Montargis, envoyèrent, dès le 4 octobre 1870, leurs malades à l'hospice. Le nombre en fut parfois considérable. Le 20 novembre, les troupes en se repliant y laissèrent onze malades. Le 21 novembre, les Allemands occupaient notre ville. On installait immédiatement une ambulance française, d'abord de quarante-six lits à l'hôpital dans le préau, et une autre salle qui fut bientôt insuffisante, puisqu'au commencement de décembre, on comptait déjà quatre-vingt-quinze malades, dont un tiers était couché sur de la paille.

Une autre ambulance, prussienne, celle-là, s'installait à la Sous-Préfecture et venait désencombrer nos locaux. Néanmoins, le 9 janvier 1871, par suite du passage du corps d'armée allant dans l'Est, le nombre des Allemands traités s'éleva à 118.

Quant à nos nationaux recueillis à Montargis, leur nombre a été très considérable. Les combats de Ladon, Beaune-la-Rolande, Juranville, nous fournirent environ un millier de malades ou blessés. Aussi, les 27 et 28 novembre, les entrées à l'hôpital furent de 116 et de 94. Jamais, disent les documents, et avec raison, Montargis ne montra plus de patriotisme, plus de bienfaisance. On organisa de suite les quatre grandes ambulances de l'École maternelle, de M. Notaire, des Frères des écoles, de l'Établissement Durzy desservies par les religieuses et les dames de la ville.

Outre une foule de petites ambulances particulières, la plupart des maisons avaient un ou deux soldats. Notre canton tout entier, et ceux de Châtillon, de Ferrières fournirent également des ambulances. De Bellegarde, de Ladon, encombrés de blessés, nous arrivaient des évacuations de transportables, très fréquentes.

Pour augmenter le nombre de places disponibles, on installa d'abord des lits dans la chapelle et dans deux classes, puis il fallut étendre les blessés sur une couche de paille, sur des matelas, des draps, des couvertures. Parfois deux malades occupèrent ensemble le même lit. Il en était de même à l'ambulance prussienne.

Les vieillards à demeure couchaient dans les étables et les greniers. Les orphelines, patriotisme précoce et mille fois à citer, et infiniment glorieux pour votre ville, donnèrent toutes leurs matelas, et pendant longtemps n'eurent ainsi que leurs paillasses.

Il est inutile d'ajouter que notre hospice et nos bonnes sœurs ne cessèrent pas de fournir, même à l'ambulance prussienne, parfois le bouillon, les médicaments, les objets de pansement, et que les documents de cette époque nous donnent les noms des deux sœurs chargées des pansements, les sœurs Madeleine et Antonine qui faisaient, disent naïvement ces documents « en outre les pansements dans « toutes les salles, *même* à l'ambulance allemande, quand il était né-« cessaire. »

Du 26 novembre au 31 décembre, il est entré à l'hospice 424 militaires français, et de cette époque au 6 mars, jour de la cessation de la guerre, 288 militaires allemands. Il y a eu 9,356 journées dont 5,676 de nos soldats. Ce fut, ajoutent les documents que nous devons à l'obligeance extrême de l'Administration hospitalière, « un rude « temps de fatigues, de veilles, contre les craintes de la guerre. On a « peu dormi dans l'hospice pendant 2 mois. Mais la charité enfante « des prodiges. On put pourvoir à tout. La santé de tous fut parfaite, « et dans cette foule de malades, on n'a jamais entendu que des pa-« roles de gratitude et de reconnaissance. »

Quel plus bel éloge de la charité et du patriotisme Montargois ! Quel plus sérieux encouragement pour le présent et pour l'avenir ! Si le dévouement de tous, sans préparation et sans secours de l'État a pu mener à son terme une tâche écrasante dans des circonstances si difficiles, il est agréable de penser que la préparation murie et intelligente, que vous savez faire subir à votre œuvre toute de longue haleine et d'efforts constants, donnerait tous ses fruits, si la patrie faisait encore une fois appel à votre esprit de sacrifice et à l'abnégation de tous les habitants de cette cité.

La prophylaxie des maladies contagieuses. — La vaccination

Les salles de l'étage et les galeries de notre hospice ont eu, pendant la guerre, les nombreux varioleux des armées traités dans Montargis. Leur nombre s'est élevé jusqu'à 50 à la fois. A cette époque, on était bien désarmé contre les affections contagieuses. Cette prophylaxie est maintenant assurée en temps de paix comme en campagne par une série de moyens prévus dans les règlements sur le service de santé et les notices spéciales.

Le moyen le plus puissant est, sans contredit, la désinfection. Le service de santé possède, pour les casernes et les hôpitaux, des pulvérisateurs Géneste et Herscher à pieds, fixés sur une planchette du poids de 8 kilos, qui permettent d'utiliser la solution de sublimé au 1,000° ou tout autre liquide désinfectant. Dans les garnisons et en campagne, on désinfecte les vêtements, pièces de literie, et autres objets qui ne sont pas en cuir, en les plaçant dans l'appareil locomobile de Géneste et Herscher à *vapeur* sous pression. Les bateaux sont désinfectés à l'aide d'un chaland, contenant une étuve locomobile destinée à être amenée bord à bord avec le navire à désinfecter.

En dehors des moyens ordinaires mis à votre disposition contre les maladies contagieuses, tels que désinfection de locaux, de vêtements et de la literie, amélioration des repas, distribution de thé aux hommes, espacement des habitants des chambres, l'évacuation des pavillons contaminés, blanchissements fréquents, crachoirs, isolements, etc , nous employons depuis quelques années la vaccination et revaccination contre la variole, et les sérums dans certains cas d'affections particuliers, comme la diphtérie.

A l'arrivée de chaque contingent, tous les hommes, sans distinction, sont soumis à six inoculations (3 à chaque bras) faites avec de la lymphe vaccinale venant des centres vaccinogènes spéciaux pour Montargis, le Val-de-Grâce.

Les précautions les plus minutieuses pour éviter des accidents sont prévues et imposées, changement de linge, bain par aspersion, lotion des bras, stérilisation des instruments, et, de fait, nous ne constatons jamais le plus petit accident. Les jeunes soldats sont revaccinés successivement jusqu'à trois fois dans l'année. Tous les anciens soldats le sont également, si l'opération n'a pas réussi les années précédentes.

Dans les forteresses, il est conservé une provision de poudre vaccinale ou autre substance pouvant servir à la revaccination des contingents appelés en cas de mobilisation. A chaque appel de réservistes ou de territoriaux, tous les hommes, dont le succès à l'époque de la revaccination est plus ancien que huit ans, sont également revaccinés. Au départ pour les expéditions du Dahomey et de Madagascar, nous avons reçu l'ordre sur chaque bateau de revacciner tous les passagers, matelots et soldats de la Guerre. Ces sages précautions, suivant celles qui sont prises annuellement ont produit ce résultat, qu'aucun cas de variole n'a été observé dans ces corps expéditionnaires, alors que, sous le régime de prétendue liberté des armées anglaises ou américaines, les vainqueurs des Espagnols aux îles Philippines sont actuellement fortement atteints par la variole qui, d'après un rapport récent, a déjà occasionné plus de soixante décès dans les troupes d'occupation américaines.

Contre la diphtérie, nous possédons en permanence le *serum* spécial, conservé à l'hôpital, avec l'instrument destiné à l'inoculer, sorte de petite seringue facile à employer et à stériliser. Nos instructions nous obligent à expédier ce serum aux brigades de gendarmerie du voisinage, quand elles en ont besoin. Le serum contre l'érysipèle peut être demandé aux Directions du Service de santé. Enfin, dans certains cas d'épuisement des malades, nous pouvons utiliser en injections sous cutanées, avec la même seringue de Roux les *serums physiologiques* préparés rapidement et dont le plus usuel est l'eau salée et bouillie.

Mesdames, arrivé au terme de l'exposé rapide des matières que nous nous étions engagés à examiner ensemble, qu'il me soit permis de vous remercier du fond du cœur pour votre bienveillante et continuelle attention, qui a été pour moi l'encouragement le plus précieux. J'attribuerai sans crainte cette persistance d'efforts si méritoire de votre part et à votre grand patriotisme, et aux sentiments que tous, Messieurs, vous voulez bien professer pour l'uniforme que j'ai l'honneur et le bonheur de porter depuis déjà de longues années, et qui, s'il est revêtu un jour par mon fils, avec le plus de dignité possible, pour le seul bien de notre pays, me donnera, qu'il me soit permis d'exprimer ici, comme en famille, une expression personnelle, la dernière et la plus complète satisfaction de ma carrière.

C'est donc à l'*armée* que s'adresse, tout entière cette haute faveur de votre précieuse attention, et nous ne pouvions moins attendre d'une Société recrutée dans cette patriotique cité de Montargis. La devise, inscrite par vos pères au-dessus du blason de votre ville est bien toujours la vôtre. Et vos efforts sont à la hauteur de ceux qu'ils firent un jour dans les circonstances les plus critiques, alors que l'ennemi était à leurs portes, et livrait les plus furieux assauts et à leurs faubourgs et à leurs remparts.

Des souvenirs pareils sont l'honneur d'une cité. Ils se rattacheraient, si Dieu le voulait, par la plus étroite connexion à ceux qui font également la gloire du régiment préféré de votre aimable ville, si attachée à l'armée.

Dans un langage inspiré par le plus pur patriotisme et l'esprit de sacrifice le plus réel et le plus complet, un chef, que tous ici, officiers et soldats, voudraient suivre très certainement les yeux fermés jusqu'à la mort, — en présentant récemment le drapeau du régiment aux jeunes soldats, évoquait avec ces souvenirs glorieux, les termes magiques d'*Honneur et de Patrie*. Il les commentait avec une éloquence telle, que le respect seul et la discipline retenait les larmes sous les paupières, et le cri sur les lèvres émues de tout son régiment, saisi, fasciné immobilisé dans une magnifique attitude. Oui, ce jour-là, c'était bien le serment plus que jamais nécessaire de fidélité irréductible à notre grande *Patrie* et au *Drapeau*, qui brûlait de s'exhaler de tous nos cœurs !

Et les deux devises, celle de votre noble cité, et celle de notre radieux étendard ne furent jamais plus intimement unies que dans cette remarquable journée, et sous l'éclat inattendu de son ciel splendide.

Et plus récemment encore, votre vaillant Président, si actif et s énergique, nous a donné la mesure des efforts qu'il veut consacrer à sa tâche. Pour lui comme pour son prédécesseur, la Patrie avant tout et toujours ! Il sera sûrement secondé par tous. Vous n'aurez qu'à laisser parler vos cœurs, qu'à laisser agir vos sentiments, pour répondre à un appel aussi prudent pour l'avenir, que désintéressé et patriotique.

C'est encore la belle devise du drapeau français, c'est celle de la Ville de Montargis, c'est enfin celle de votre cher et toujours regretté ancien Président, dont la grande mémoire mérite d'être évoquée ici, et dont nous gardons tous, au plus profond du cœur, les souvenirs ineffaçables, respectueux et reconnaissants, qui peuvent être le lien supérieur capable d'assembler tous vos efforts, de les faire fructifier, et de conduire à la perfection une Œuvre digne de votre Cité, et digne de la Patrie.

et toujours ! Il sera sûrement secondé par tous. Vous n'aurez qu'à laisser parler vos cœurs, qu'à laisser agir vos sentiments, pour répondre à un appel aussi prudent pour l'avenir, que désintéressé et patriotique.

C'est encore la belle devise du drapeau français, c'est celle de la Ville de Montargis, c'est enfin celle de votre cher et toujours regretté ancien Président, dont la grande mémoire mérite d'être évoquée ici,

ALLOCUTION

ADRESSÉE A M. LE DOCTEUR SALÈTES

Par M. le Cie de CEPOY, président du Comité

Monsieur le Médecin-Major,

Voici que vous êtes arrivé au terme de ces conférences pratiques dont vous avez bien voulu assumer la charge, en faveur du Comité de la Croix-Rouge de Montargis. C'est à moi qu'il appartient, et j'en suis particulièrement heureux, d'être l'interprète de la reconnaissance de tous.

Je tiens d'abord à redire, en présence de ceux qui vous ont écouté, que vous n'avez, à aucun moment, reçu l'ordre d'accomplir la mission de dévouement remplie avec tant de succès ; que c'est sur ma demande, et pour nous être utile, que vous avez accepté, sans hésitation, de nous enseigner tout ce qu'une longue expérience vous a rendu familier, mais qu'il a fallu l'autorisation du Corps d'armée pour nous permettre de profiter de vos bonnes leçons.

Vous nous avez instruits, intéressés ; vous avez fait exécuter, sous nos yeux, ce qu'il nous était le plus indispensable de savoir ; mais surtout vous nous avez montré (nous les connaissions déjà) vos sentiments patriotiques, vos ardeurs généreuses, votre cœur de soldat français.

Ce n'est donc qu'avec des mots très courts, mais venant du cœur, que je puis essayer de vous remercier.

Dans quelques mois, votre destinée militaire va, malheureusement, vous éloigner de nous. Si les mêmes circonstances vous ramenaient à Montargis, vous seriez assuré de n'y retrouver que de très bons amis. Mais si vous veniez à franchir un nouveau grade, ou si votre marche dans la carrière, plus particulièrement orientée désormais vers le nord par de nouveaux liens de famille, vous entraînait un peu plus loin, il faut que vous sachiez que votre bonne action ne sera pas sans lendemain.

Vos conférences vont être, par nos soins, livrées à l'impression, et vous nous permettrez, en gage de profonde reconnaissance, à titre de souvenir personnel, de vous en offrir une épreuve que nous ferons la plus belle possible.

Chacun de nous pourra en conserver un exemplaire plus modeste, destiné, le cas échéant, à nous servir de vade mecum.

Enfin, la bibliothèque de la garnison, celle de la Ville de Montargis, et celle du siège de la Société, à Paris, en seront également pourvues, pour témoigner de votre œuvre et marquer la trace de nos efforts.

Nous ne voulons oublier ici, ni le zèle empressé de M. le docteur Rossignot, ni le concours plus modeste de vos subordonnés.

Quoi qu'il arrive, votre souvenir demeurera parmi nous, et nous nous plaisons à espérer que le vôtre se reportera quelquefois avec intérêt, avec affection, vers notre Comité de secours aux blessés militaires, pour lequel vous avez tant fait, qui, grâce à vous, deviendra moins inhabile à accomplir la tâche qui lui incombe.

Veuillez donc, Monsieur le Médecin-Major, être assuré de la profonde gratitude que je suis heureux de vous exprimer au nom du Comité de Montargis.

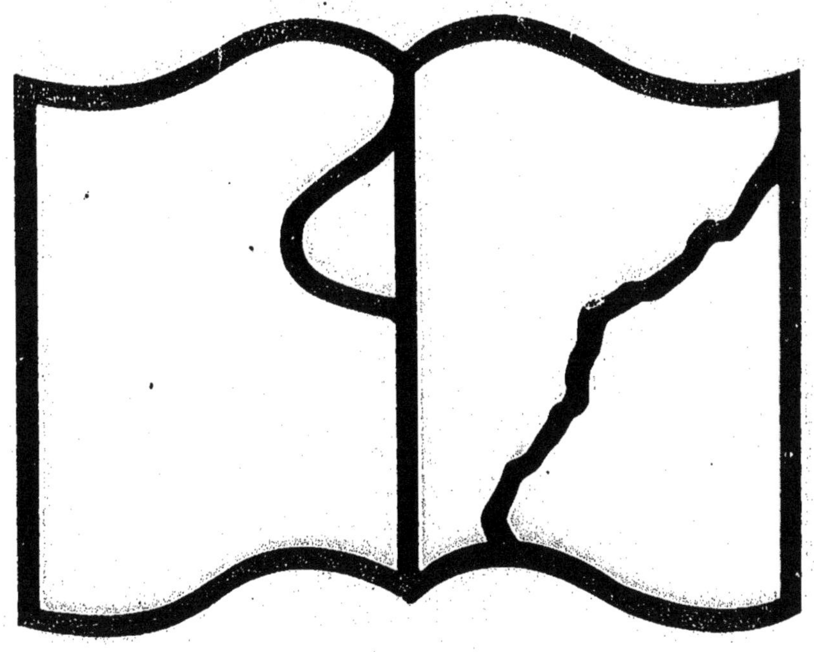

Texte détérioré — reliure défectueuse

NF Z 43-120-11

9 782016 171325